ARCHIV FÜR TIERERNÄHRUNG

UNTER MITWIRKUNG VON

Prof. Dr. Dr. W. Lenkeit, Göttingen. Prof. Dr. K. Nehring, Rostock
Prof. Dr. Dr. h. c. A. Scheunert, Potsdam-Rehbrücke
Prof. Dr. Dr. W. Wöhlbier, Stuttgart-Hohenheim

HERAUSGEGEBEN VON

ERNST MANGOLD

Prof. Dr. med. Dr. phil. Dr. med. vet. h. c.
Direktor des Instituts für Tierernährungslehre
der Humboldt-Universität Berlin

2. BAND
JULI-AUGUST 1951
HEFT
1

AKADEMIE-VERLAG · BERLIN

ARCH. TIERERNÄHRUNG · 2. BAND · NR. 1 · S. 1–70 · BERLIN · JULI-AUGUST 1951

INHALT

Das Archiv für Tierernährung erscheint zweimonatlich in Heften zu 64 Seiten im Format 17,5 × 25 cm. Der Preis des Heftes beträgt DM 8,50. 6 Hefte werden zu einem Band vereinigt. Der Besteller muß sich zur Abnahme eines Bandes verpflichten. Die Hefte werden jeweils einzeln berechnet. Im Jahre erscheint nicht mehr als 1 Band. Bestellungen werden direkt an den Akademie-Verlag GmbH., Berlin NW 7, Schiffbauerdamm 19 oder über eine wissenschaftliche Buchhandlung erbeten.

Manuskriptsendungen — zugelassen sind die vier Kongreßsprachen — sind an den Herausgeber, Herrn Prof. Dr. Ernst Mangold, Berlin N 4, Invalidenstr. 42, zu richten. Mit der Veröffentlichung geht das alleinige Verlagsrecht an das Archiv für Tierernährung über. Daher müssen Arbeiten, die bereits an anderer Stelle veröffentlicht worden sind, zurückgewiesen werden. Die Verfasser verpflichten sich, Manuskripte, die vom Archiv für Tierernährung angenommen worden sind, nicht an anderer Stelle zu veröffentlichen.

Die Verfasser erhalten von größeren wissenschaftlichen Arbeiten 50 Sonderdrucke unentgeltlich.

Den Manuskripten beiliegende Zeichnungen müssen sauber, in zweifacher Größe ausgeführt sein. Wenn sie nicht voll reproduktionsfähig nach den Vorschriften des Normblattes DIN 474 eingereicht werden, ist die Beschriftung nur mit Bleistift einzutragen. Zur Herstellung von Netzätzungen sind nur einwandfreie Photographien brauchbar.

Für alle Literaturzitate sind die Vorschriften des Normblattes DIN 1502 und 1502 Beiblatt I maßgebend. Die Zitate müssen den Verfasser (mit den Anfangsbuchstaben der Vornamen), den vollständigen Titel der Arbeit und die Quelle mit Band, Seitenzahl und Erscheinungsjahr enthalten. Das Literaturverzeichnis soll alphabetisch geordnet sein.

Herausgeber und verantwortlich für den Inhalt: Prof. Dr. med. Dr. phil. Dr. med. vet. h. c. Ernst Mangold Berlin N 4, Invalidenstraße 42 (Fernruf 42 96 64). Verlag: Akademie-Verlag GmbH., Berlin NW 7, Schiffbauerdamm Nr. 19 (Fernruf: 42 55 71); Postscheckkonto: 350 21. Bestell- und Verlagsnummer dieses Heftes: 1010/II/1. Das Archiv für Tierernährung erscheint vorläufig jährlich in 1 Band zu 6 Heften. Bezugspreis je Einzelheft DM 8,50 ausschließlich Porto und Verpackung. Satz und Druck: Robert Noske, Borna (Bez. Leipzig). Veröffentlicht unter der Lizenz-Nr. 1213 des Amtes für Literatur und Verlagswesen der Deutschen Demokratischen Republik. Printed in Germany.

Dr. PAUL FUCHS, Böhlitz-Ehrenberg/Leipzig

Der Energie- und Stoffumsatz im Tierkörper in vervollkommneter Darstellung und Berechnung auf indirekt-analytischer Grundlage

A. ALLGEMEINES

Während sich der vom normalen Eiweiß-Umsatz herrührende Teil des Gesamtumsatzes in stofflicher und energetischer Hinsicht leicht aus dem N-Gehalt des Harns ableiten läßt, und zwar (bei Angabe der N-Menge in Gramm) in der Form:

verbranntes Eiweiß = N · 6,25 Gramm
CO_2-Produktion = N · 4,875 Liter (b. 0° u. 760 mm Hg)
O_2-Verbrauch = N · 6,063 Liter (b. 0° u. 760 mm Hg)
Energieproduktion = N · 25,63 kg-Calorien (Cal),

macht sich für die entsprechenden Größen des *Fett-Kohlenhydratumsatzes* weit umständlichere Rechenarbeit notwendig, da für die verbrannten Anteile von Fett und Kohlenhydrat keine analytischen *Einzel*daten zur Verfügung stehen wie für das Eiweiß in Form des Harn-N, sondern lediglich die ihnen entsprechenden *summarischen* Mengen von produziertem Kohlendioxyd bzw. verbrauchtem Sauerstoff. — Im Laufe der wissenschaftlichen Entwicklung wurde der Fett-Kohlenhydratumsatz (im Folgenden kurz mit FKU bezeichnet) *stofflich* zunächst für jeden Einzelfall individuell mit Hilfe des „Respirations-Quotienten" (RQ) berechnet (ein Beispiel dafür s. [6], S. 77, ein anderes weiter unten S. 14), später mittels zweier für diesen Sonderzweck ebenso von Fall zu Fall aufgestellter und aufgelöster Gleichungen [19], S. 645, bis schließlich erkannt wurde ([5a]), S. 515, daß die respiratorische Untersuchung des FKU einen *Spezialfall der „Indirekten Analyse" zweikomponentiger Gemische darstellt* und daher (zunächst in *stofflicher* Hinsicht) *einheitlich und alle auftretenden diesbezügl. Fragen umfassend rechnerisch entsprechend zu behandeln ist.* Mit Hilfe von *allgemeingültig* aufgestellten Berechnungsgleichungen *(Grundgleichungen)* lassen sich nunmehr die jeweiligen sehr einfachen speziellen Formeln ableiten, die im Einzelfall das gewünschte Resultat lediglich durch Einsetzen der betreffenden *absoluten Respirationsgrößen* liefern, d. h. der auf die Verbrennung der N-freien Stoffe entfallenden (summarischen) CO_2 *und* O_2*-Volumina selbst.* Hiermit war ein beträchtlicher methodischer und sachlicher Fortschritt erreicht.

Für die *energetische* Berechnung des Fett-Kohlenhydratumsatzes dient dagegen bis heute nach dem Vorgange von N. ZUNTZ [20] der *Respirations-Quotient* nebst dem mit ihm tabellarisch oder durch eine besondere Gleichung [2], S. 148, verknüpften „*kalorischen Wert des Sauerstoffs*" als Grundlage. Auch dieses Verfahren muß jedoch nach den erwähnten neueren Erkenntnissen über das Wesen der Messung des Fett-Kohlenhydratumsatzes (als Spezialfall der indirekten Analyse) als überholt angesehen werden: Wie nachstehend dargelegt wird, ist auch der *Energie*wechsel mit Hilfe der indirekt-analytischen Betrachtungsweise der gleichen vollkommneren *einheitlichen* Berechnung zugänglich wie der Stoffumsatz, d. h. ebenfalls *ohne RQ*, und darüber hinaus *ohne kalorischen Wert des Sauerstoffs*, allein aus den zugehörigen *absoluten* CO_2- und O_2-Mengen. — Es kommt nach dem Vorangegangenen also in *keinem* Falle auf das *Verhältnis* dieser Volumina (den RQ) an, sondern lediglich auf die in Erscheinung tretenden, gemessenen *Volumina selbst*, zu denen die gesuchten Größen (Energieentwicklung bzw. umgesetzte Stoffmengen) in einfacher gesetzmäßiger Beziehung stehen! Durch den Einsatz der absoluten Respirationsgrößen wird der bisherige grundsätzliche *Umweg* über die *relative* CO_2-Produktion (der RQ ist ja zu deuten als dasjenige CO_2-Volumen, welches beim oxydativen Stoffumsatz im tierischen Organismus für je 1 Volumen verbrauchten Sauerstoff ausgeatmet wird) vermieden, und alle Zusammenhänge werden, wie sich zeigen wird, sowohl praktisch wie theoretisch wesentlich deutlicher erkennbar.

B. DIE INDIREKT-ANALYTISCHE BERECHNUNG ZWEIKOMPONENTIGER GEMISCHE

I. Theoretische Ableitung der Grundgleichungen in allgemeiner Form

Die „indirekte Analyse" ist, kurz ausgedrückt, ein Verfahren, in Gemischen von 2 oder mehr ihrer Natur nach bekannten Bestandteilen (Komponenten), deren unbekannte *Einzel*mengen dadurch zu bestimmen, daß mit dem Gemisch als *Ganzem* chemische Umwandlungen vorgenommen und die Reaktionsprodukte bzw. Reaktionsteilnehmer *gemeinsam* auf irgendeine Weise gemessen werden, worauf man die Komponenten durch Rechnung findet. An Stelle der Komponenten selbst können auch andere, zu ihnen in bekannter Abhängigkeit stehende Größen treten. Im hier betrachteten Falle des FKU sind die zu bestimmenden Bestandteile stofflich: Fett und Kohlenhydrat; die dazu in bekannter Abhängigkeit stehenden Größen z. B. die bei ihrer Verbrennung freiwerdenden Wärmemengen. Die der jeweils gemeinsamen Messung zugänglichen Reaktionsprodukte bzw. Reaktionsteilnehmer schließlich sind die bei der Verbrennung von Fett und Kohlenhydrat entstehenden Mengen CO_2 bzw. der dafür verbrauchte O_2.

Jede indirekte Analyse zweikomponentiger Gemische läßt sich nun, wenn x und y die unbekannten zu bestimmenden Einzelmengen der Komponenten X und Y (bzw. anderer, dazu in bekannter Beziehung stehender gesuchter Größen), ferner R_2 und R_3 die gemessenen Mengen der Reaktionsprodukte oder verbrauchten Stoffmengen bedeuten, durch 2 *Bestimmungs*gleichungen darstellen von der allgemeinen Form

$$x \cdot k + y \cdot l = R_2 \quad (1)$$

$$x \cdot m + y \cdot n = R_3 \quad (2)$$

Durch die konstanten Faktoren k, l, m, n werden die oben erwähnten gesetzmäßigen Beziehungen zwischen den *gesuchten* und den *gemessenen* Größen zahlenmäßig zum Ausdruck gebracht: Die Faktoren stellen, in Erweiterung der vom Verf. früher gegebenen Deutung (vgl. [5a], S. 513 links unten) ganz allgemein die jeweils der *Einheit der gesuchten Größen* entsprechende *Anzahl von Einheiten* der zugehörigen *gemessenen Größen* dar.

Für die *Energie*entwicklung des FKU bedeuten demnach: x den auf die Verbrennung von Fett (X), y den auf die Verbrennung von Kohlenhydrat (Y) entfallenden Betrag der Energieentwicklung (Wärmemenge), k und l die *1 Cal* entsprechende *Anzahl von Litern* CO_2 aus der Fett- bzw. Kohlenhydratverbrennung, m und n die *1 Cal* entsprechende Anzahl für die Fett- bzw. Kohlenhydratverbrennung *verbrauchter Liter* O_2. Die letzteren 4 Werte stellen bei der Rechnung *unveränderliche* Größen (Konstanten) dar. R_2 und R_3 sind die *auf die Fett-Kohlenhydratverbrennung entfallenden* summarischen CO_2- und O_2-Volumina, die sich ergeben als die Differenzen zwischen den im Respirationsversuch für den Eiweiß-, Fett-, Kohlenhydratumsatz wirklich gemessenen Gesamtmengen CO_2 bzw. O_2 und den der Eiweißverbrennung allein entsprechenden Anteilen beider Gase.

Die Auflösung der Gleichungen (1) und (2) ergibt für die Unbekannten x und y die allgemeinen *Berechnungs*gleichungen *(Grundgleichungen)*

$$x = \frac{n}{kn - lm} R_2 - \frac{l}{kn - lm} R_3 \quad (3)$$

$$y = \frac{k}{kn - lm} R_3 - \frac{m}{kn - lm} R_2 \quad (4)$$

Wie ersichtlich ist, stellen die bei R_2 und R_3 stehenden Faktoren gewöhnliche, leicht zu berechnende Zahlen dar. Mit den Gleichungen (3) und (4) kann man daher alle mit dem FKU (oder ganz allgemein mit der Zusammensetzung oder der chemischen Änderung eines untersuchten zweikomponentigen Gemisches) zusammenhängenden stofflichen und energetischen Fragen *einheitlich* und sehr bequem beantworten, nachdem die Werte der für jede Fragestellung charakteristischen und konstanten Zahlenfaktoren von R_2 und R_3 aus den jeweils zutreffenden Zahlenwerten von k, l, m, n ein und für allemal berechnet sind: man hat dann weiter nichts zu tun, als für R_2 und R_3 die im Versuch gefundenen Messungsresultate einzusetzen!

Wie die Ausführungen über das neue *absolute* Verfahren erweisen, besitzt die respiratorische Berechnung des Energieumsatzes für den FKU als *wahre Grundlage* nicht einen mit dem RQ veränderlichen „kalorischen Wert des Sauerstoffs", wie er bisher gebraucht wurde, sondern gerade umgekehrt den *konstanten Sauerstoffwert und den konstanten Kohlendioxydwert der bei der*

Fett- bzw. Kohlenhydratverbrennung erzeugten Calorie. Ganz entsprechend hat die Berechnung des *Stoff*umsatzes zur Grundlage den *O_2-Wert und den CO_2-Wert der Gewichtseinheit (1 g) Fett bzw. Kohlenhydrat.* Näheres vgl. S. 12.

Die speziellen Gleichungen für den Fett-Kohlenhydratumsatz.

Für den FKU vereinfachen sich die Grundgleichungen (3) und (4) noch durch den Umstand, daß für die *Kohlenhydrat*verbrennung das Volumen des verbrauchten O_2 stets gleich dem entstehenden Volumen CO_2 ist, d. h. also, daß hier $n = l$ ist. Bezeichnet man die anstelle von R_2 und R_3 einzusetzenden Gasvolumina für CO_2 mit v_{CO_2} und für O_2 mit v_{O_2}, so gehen die Gleichungen für x und y über in

$$x = \frac{1}{k - m} v_{CO_2} - \frac{1}{k - m} v_{O_2} \quad \text{oder}$$

$$x = \frac{1}{k - m} \left(v_{CO_2} - v_{O_2}\right) \qquad (5) \qquad \text{und}$$

$$y = \frac{k}{l\,(k - m)} v_{O_2} - \frac{m}{l\,(k - m)} v_{CO_2} \qquad (6)$$

II. Praktische Anwendungen; mit neueren Zahlengrundlagen

Zum praktischen Gebrauch dieser Gleichungen für die Behandlung der verschiedenartigsten Fragen bezügl. des FKU müssen nun die jeweils gültigen Zahlenwerte der mit den Volumina v_{CO_2} und v_{O_2} verbundenen konstanten und charakteristischen Bruchfaktoren berechnet werden. Als Ausgangsdaten dafür sollen hier die exaktesten und sichersten gegenwärtig zur Verfügung stehenden Zahlenangaben zugrunde gelegt werden, woraus sich zugleich die Neuberechnung verschiedener anderweitig gebrauchter Stoffwechselgrößen ergibt, für die z. T. noch veraltete Werte in Gebrauch sind, wie z. B. für gewisse Respirationsquotienten u. a.

Als genaueste Litergewichte (unter den Normalbedingungen von 0^0 C und 760 mm Hg) gelten zur Zeit:

1 Liter CO_2 = 1,9768 g, 1 Liter O_2 = 1,4290 g [9], Tab. 9.

Als weitere Angaben werden benutzt: Für die Zusammensetzung des Tierkörperfettes 76,54% C, 12,01% H, 11,45% O (ZUNTZ [17]), für den (formelgerechten) C-Gehalt von Glykogen 44,44%, für die Verbrennungswärme von 1 g Tierfett 9,50 Cal (STOHMANN u. LANGBEIN) *, für die Verbrennungswärme von 1 g Glykogen 4,19 Cal (ZUNTZ) **.

* Dieser Wert stellt zugleich den Mittelwert aus den Angaben für Tierfett = 9,46 Cal/g von ZUNTZ [17] und für Menschenfett = 9,54 Cal/g von BENEDICT [3] dar.

** Zugleich Mittelwert aus den im Schrifttum auftretenden Werten von 4,18 und 4,20 Cal/g „Stärke".

Aus diesen Zahlen berechnen sich für die vollständige Verbrennung von 1 g Tierfett zu CO_2 (und H_2O)

der Sauerstoffverbrauch zu 2,8781 g = 2,0141 l,
die CO_2-Produktion zu 2,8048 g = 1,4188 l.

(Als neuer Wert für den RQ bei der Fettverbrennung ergibt sich damit RQ = 0,70445, der nunmehr an die Stelle der bisher gebrauchten Werte 0,707 bis 0,711 treten muß.)

Für die vollständige Kohlenhydratverbrennung folgen, auf 1 g Glykogen bezogen,

die CO_2-Produktion zu 1,6286 g = 0,8238 l, und daraus
der O_2-Verbrauch zu 1,1842 g = 0,8287 l.

Somit: RQ = 0,9941, also um 0,6% *kleiner als 1*, wie es wegen der Abweichung der CO_2 vom idealen Gaszustand theoretisch gefordert wird. Für praktische Zwecke kann mit dem Wert 1,00 gerechnet werden, wie im folgenden geschehen.

a) Energiewechsel

1. Fett-Kohlenhydrat-Umsatz bei normaler Ernährung

α) Vollständige Verbrennung. — Auf Grund der oben dargelegten Bedeutung der Werte k, l bzw. m, n (= Liter CO_2 bzw. O_2 je 1 Cal) erhält man für den *Energie*wechsel, und zwar zunächst für den FKU

aus der *Fett*verbrennung — aus der *Glykogen*verbrennung

$$k = \frac{1{,}4188}{9{,}50} = 0{,}14935 \text{ (l } CO_2/\text{Cal)} \qquad l = \frac{0{,}8238}{4{,}19} = 0{,}19662 \text{ (l } CO_2/\text{Cal)}$$

$$m = \frac{2{,}0141}{9{,}50} = 0{,}21201 \text{ (l } O_2/\text{Cal)} \qquad n = \frac{0{,}8238}{4{,}19} = 0{,}19662 \text{ (l } O_2/\text{Cal)}.$$

Durch Einsetzen dieser Werte in die allgemeinen Gleichungen (5) und (6) folgen die Einzelbeträge der entwickelten Wärme-Energie aus der

$$\textit{Fett}\text{verbrennung} \qquad x = -15{,}975\,(v_{CO_2} - v_{O_2}) \tag{7}$$

$$\textit{Kohlenhydrat}\text{verbrennung} \qquad y = 17{,}225\, v_{CO_2} - 12{,}134\, v_{O_2} \tag{8}$$

Daß das neue Rechenverfahren sogleich die auf die Komponenten Fett bzw. Kohlenhydrat entfallenden *Einzelbeträge* der Energieentwicklung ergibt, ist ein besonderer Vorzug gegenüber der ZUNTZschen Methode, die dazu erst wieder weitere, umständliche Rechnungen nötig macht, und wertvoll für den näheren Einblick in den Gesamt-Energiewechsel. — Aus diesen Einzelbeträgen setzt sich die aus dem FKU stammende Wärmeentwicklung als Summe x + v zusammen, und man erhält schließlich

$$\begin{array}{l}\text{Energie-Umsatz}\\ \text{(für N-freie Stoffe)}\end{array} = 1{,}250\, v_{CO_2} + 3{,}841\, v_{O_2} \text{ Cal} \tag{9}$$

In der Endgleichung (9) treten tatsächlich nur die CO_2- und O_2-Volumina selbst auf, nicht aber ihr Verhältnis, der RQ. Mit ihr ist durch Einsetzen von

v_{CO_2} und v_{O_2} nunmehr der Energieumsatz für die N-freien Stoffe auf direktem Wege in wesentlich einfacherer Weise berechenbar als auf dem früheren Umwege (ein Beispiel für den letzteren s. S. 9). Kommt es auch auf die Kenntnis der Einzel-Energieanteile an, so benutzt man die Formeln (7) und (8) und summiert nach erfolgter Berechnung der Teilbeträge.

Vor der Anwendung von Gleichung (9) auf praktische Fälle seien einige aus ihr sich ergebende grundsätzliche Folgerungen hervorgehoben:

1. Die neue Betrachtungsweise bringt zunächst mehr Klarheit und Sicherheit in bezug auf die Bedeutung, oder vielmehr richtiger: die Bedeutungslosigkeit und z. T. sogar Unrichtigkeit der früher häufiger anzutreffenden Erörterungen über die Bestimmungs- und Berechnungsmöglichkeit der Wärmeproduktion *allein* aus dem entwickelten CO_2-Volumen. Bei der Besprechung der Abhängigkeit der Wärmeproduktion vom Mischungsverhältnis der verbrennenden Stoffe (Eiweiß, Fett, Kohlenhydrat u. a.) sagt N. ZUNTZ [19], S. 650: „Viel weniger als mit dem O_2-Verbrauch harmoniert die Wärmeerzeugung mit der Menge gebildeter CO_2." Bei A. MAGNUS-LEVY [13], S. 204, heißt es in derselben Beziehung, „daß die kalorischen Werte des O_2 weniger voneinander abweichen als die der CO_2. Das ist auch ... der Hauptgrund dafür, daß der Kraftwechsel bei allen Versuchen nach dem ZUNTZschen Verfahren aus dem O_2-Verbrauch berechnet wird; die CO_2-Bestimmung hat mehr sekundären Wert ... usw.". Im gleichen Sinne äußert sich A. LOEWY [14b], S. 274. F. G. BENEDICT [1b], S. 417—421, zählt in breiten Ausführungen die vielfachen Voraussetzungen auf, die praktisch für die Berechnung des Energieumsatzes aus der CO_2-Produktion allein erfüllt sein müssen, von denen die wichtigste die *genaue Kenntnis des RQ* ist. — Indem die neue Darstellungsweise die Gesamtwärmeerzeugung aus dem Fett-Kohlenhydratumsatz von vornherein in die entsprechenden zunächst unbekannten beiden Teile x und y zerlegt, klärt sie die Frage grundsätzlich dahin, daß zur genauen Feststellung dieser beiden Teile wie zu jeder Analyse zweikomponentiger Gemische *zwei* experimentelle, unter sich natürlich *gleichwertige* Bestimmungen nötig sind, im vorliegenden Falle z. B. die Messung des O_2-Verbrauchs *und* der CO_2-Produktion, und daß ferner das für die Berechnung Wesentliche die *konstanten* Größen des „O_2-Wertes der Calorie" und des „CO_2-Wertes der Calorie" sind. Ob die „calorischen Werte" des O_2 oder der CO_2 für die verschiedenen Nährstoffgemische unter sich „harmonieren" oder in verschiedenem Maße „voneinander abweichen", ist gänzlich gleichgültig, daß die CO_2-Bestimmung „mehr sekundären Wert" hätte, ist unrichtig. Es bedürfen eben alle Verfahren zur genaueren Berechnung des Energiewechsels aus dem Gaswechsel stets *beider* Bestimmungen, wie ja auch die älteren stets vom RQ Gebrauch machen! Ist letzterer von vornherein *bekannt*, so genügt natürlich die Messung der CO_2 (oder des O_2) allein, da man dann die betr. andere Respirationsgröße (O_2 oder CO_2) leicht berechnen kann. Die gemessenen mit den zugehörigen berechneten Volumina sind dann in Gleichung (9) einzusetzen.

2. Im Zusammenhang mit noch zu besprechenden Verhältnissen (s. S. 8) wurde früher ferner die Frage diskutiert [2], S. 148/49, [14b], S. 275, [4; 11], S. 42, ob die Berechnung des Energieumsatzes nach ZUNTZ auch bei Vorliegen von

RQ, die größer als 1,000 sind, durchgeführt werden könne, da die ZUNTZsche Tabelle den „kalorischen Wert des O_2" nur für RQ bis zum Höchstwert von 1,000 angebe. Aus der *Allgemeingültigkeit* der Gleichung (9) und aus dem Umstand, daß diese nur die absoluten Volumina von CO_2 und O_2, nicht aber deren Verhältnis (den RQ) enthält, folgt ohne weiteres, daß auch diese Frage ohne Bedeutung ist. Der Respirations-Quotient spielt nach der hier gegebenen Darstellung für die Berechnung des Energieumsatzes überhaupt keine Rolle, und so ist ohne weiteres das Ergebnis zu verstehen, daß H. MÖLLGAARD in seinen nach ZUNTZ berechneten Bilanzversuchen auch bei RQ größer als 1,000 stets Übereinstimmung mit dem Gesetz der Erhaltung der Energie gefunden hat[11], S. 80/81.

Anwendungsbeispiele

Die mit Gleichung (9) erreichte Vereinfachung soll nun an einigen Beispielen gezeigt werden.

Fleischfresser, Omnivoren, Mensch.

Die Anwendung der Gleichung (9) ist natürlich für alle diese Organismen grundsätzlich die gleiche, nur können sich bei merklicher Abweichung der Zusammensetzung des betr. Tierfettes von der oben angegebenen die bei den Volumgrößen stehenden Zahlenfaktoren ändern. (Auf die besonderen Verhältnisse bei Wiederkäuern infolge Auftretens von Gärungsgasen wird im folgenden Abschnitt β noch näher eingegangen werden.) Da, wo *sichere* spezielle Analysenzahlen zur Verfügung stehen, kann man die Gleichung also leicht für die betr. Tierart einrichten, wie nunmehr am Beispiel der Verhältnisse beim *Menschen* gezeigt werden soll. Für menschliches Fett gibt BENEDICT[3] die Zusammensetzung

76,08% C, 11,80% H und 12,12% O an.

Als Verbrennungswärme soll wieder der Wert 1 g Fett = 9,50 Cal wie oben verwendet werden. Aus diesen Zahlen berechnen sich für die Verbrennung von 1 g Menschenfett

$$2{,}7879\ \text{g} = 1{,}4103\ \text{l}\ CO_2 \text{ und } 2{,}8424\ \text{g} = 1{,}9891\ \text{l}\ O_2.$$

(Der diesen neuen Zahlen entsprechende RQ ist 0,7091.) Es folgen weiter

$$k = \frac{1{,}4103}{9{,}50} = 0{,}1485 \quad \text{und} \quad m = \frac{1{,}9891}{9{,}50} = 0{,}2094;$$

l und n (für Glykogen geltend) bleiben wie oben = 0,1966.

Durch Einsetzen dieser Werte in die allgemeinen Gleichungen (5) und (6) folgen die Einzelbeträge der entwickelten Wärmeenergie aus der

$$\text{Fettverbrennung zu } x = -16{,}420\,(v_{CO_2} - v_{O_2}) \qquad (10)$$

$$\text{Kohlenhydratverbrennung zu } y = 17{,}486\, v_{CO_2} - 12{,}397\, v_{O_2} \qquad (11)$$

Die gesamte aus der Verbrennung N-freier Stoffe herrührende Wärmemenge ergibt sich wieder als Summe der eben berechneten Teilbeträge zu

$$\begin{array}{l}\text{Energie-Umsatz}_{(\text{Mensch})}\\ \text{aus N-freien Stoffen}\end{array} = 1{,}066\, v_{CO_2} + 4{,}023\, v_{O_2}\ \text{Cal} \qquad (12)$$

Praktisches Beispiel [8], S. 246/248:

40 jähriger Mann, 170 cm groß, 75,1 kg Gewicht, Vers.-Dauer 5 Stunden.

Respiration	59,072 l CO_2	und	73,45 l O_2; im Harn 2,262 g N
ab für Eiweißverbr.	10,753 l CO_2		13,40 l O_2 (Berechnung n. S. 1)
für N-freie Stoffe	48,319 l $= v_{CO_2}$		60,05 l $= v_{O_2}$

Durch Einsetzen der Differenz-Werte in Gleichung (12) ergeben sich 293,1 Cal/5 Stunden, aus der korrigierten ANDERSENschen Formel (vgl. S. 9) 290,2Cal/5 Stunden. — In einem ähnlichen Falle [8], S. 36, ergaben sich für 8 Stunden Versuchsdauer 583,6 Cal, gegenüber 579,5 Cal auf die frühere Weise berechnet.

Für Tierversuche ohne Besonderheiten ist anstelle von Gleichung (12) die Gleichung (9) unverändert und allgemein anwendbar.

β) Der Fett-Kohlenhydrat-Energiewechsel in Sonderfällen.

Die auf den neuen Grundlagen entwickelte Gleichung (9) gilt ganz allgemein für den Fall, daß ein Fett-Kohlenhydratgemisch im Organismus *vollständig* zu CO_2 und H_2O verbrennt, wobei es nach dem Gesetz von der Erhaltung der Energie gleichgültig ist, ob die Verbrennung direkt oder auf irgendwelchen Umwegen geschieht, etwa der vorherigen Umwandlung von Kohlenhydraten in Fett u. a. Notwendig ist also, daß keine *noch brennbaren Substanzen,* beispielsweise gasförmige *Gärungsprodukte* wie Methan aus Intestinalgärungen bei Wiederkäuern, den Organismus verlassen. In solchen Fällen müssen nach A. C. ANDERSEN [2], S. 148/49, die Mengen der betr. brennbaren Substanzen sowie die ihrer Verbrennung entsprechenden Mengen CO_2, O_2 und Wärmeenergie bekannt sein, damit die Rechnung so geführt werden kann, *als ob* ein Fett-Kohlenhydratgemisch restlos verbrannt wäre. Von der errechneten Gesamt-Wärmemenge ist dann natürlich der aus den noch oxydierbaren Substanzen herrührende Anteil abzuziehen, um auf die *tatsächlich* aus der Fett-Kohlenhydratverbrennung stammende Wärmeproduktion zu kommen. — Ähnliches gilt auch für andere Fälle unvollständiger physiologischer Verbrennung, z. B. für das Auftreten pathologischer Harnbestandteile, wie Zucker bei Diabetes, ferner Aceton usw.

Beispiele: *Wiederkäuer.*

In einem von MÖLLGAARD [12], S. 226, angegebenen Respirationsversuch mit einer *Milchkuh* von 600 kg Gewicht und 15,5 kg Milchleistung wurden für 24 Stunden gemessen bzw. berechnet

	4216 l CO_2,	3675 l O_2	und 446 l CH_4; im Harn 88,09 g N.
Hinzuzufügen	446 l CO_2,	892 l O_2	für die *gedachte* CH_4-Verbrennung
insgesamt	4662 l CO_2,	4567 l O_2	für die theoret. Gesamtverbrennung
abzuziehen	429 l CO_2,	534 l O_2	für die Eiweiß-Verbrennung
demnach entf.	4233 l CO_2, $= v_{CO_2}$	4033 l O_2 $= v_{O_2}$	auf die reine (theoret.) Fett-Kohlenhydrat-Verbrennung.

In Gleichung (9) eingesetzt:

$$\text{Energie-Umsatz}_{\text{N-freie Stoffe}} = 1{,}250 \cdot 4233 + 3{,}841 \cdot 4033 = \mathit{20782\ Cal.}$$

Nach der bisherigen Methode wird zunächst der RQ aus den beiden Respirationsvolumina berechnet: $RQ = \frac{4233}{4033} = 1{,}050$, ergibt sich hier also größer als 1,000; mit seiner Hilfe wird dann aus der ZUNTZschen Tabelle der kalorische Wert des Sauerstoffs extrapoliert, da sie nur bis $RQ = 1{,}000$ ausreicht. Statt dessen kann man denselben auch nach der von ANDERSEN [2], S. 148, angegebenen Formel berechnen

$$\text{Kalor. Wert d. } O_2 = 4{,}686 + 1{,}23\ (RQ - 0{,}707)\ \text{Cal/Liter.}$$

Dieser Wert mit dem nochmals herangezogenen verbrauchten O_2-Volumen multipliziert ergibt dann die auf die N-freien Stoffe entfallenden Wärmeproduktion im vorliegenden Falle

$$4033 \cdot [4{,}686 + 1{,}23\ (1{,}050 - 0{,}707)] = 20\,601\ \text{Cal.}$$

Da es für den hier betrachteten Zweck nur auf diese Größe ankommt, soll die Rechnung nicht weitergeführt werden. — In entsprechender Weise wurden für einige andere Fälle gefunden

nach der neuen Methode	18 337	12 530	16 576 Cal
nach der alten Methode	18 179	12 418	16 431 Cal
	[11], S. 79	[2], S. 149	[2], S. 150

Die nach beiden Methoden erhaltenen Beträge unterscheiden sich jeweils um weniger als 1 %, man erkennt aber, daß die neuen Zahlen *systematisch größer* sind. Das liegt einfach daran, daß die alte ZUNTZsche Tabelle für den kalorischen O_2-Wert und ebenso die ihr entsprechende ANDERSENsche Formel nicht mehr den heute geltenden, mit größerer Exaktheit bestimmten Litergewichten für CO_2 und O_2 entsprechen, mit deren Hilfe die Gleichung (9) abgeleitet wurde. [Aus den genauen Litergewichten ergeben sich anstelle der bisher gebrauchten kalorischen O_2-Werte (je Liter O_2 4,686 Cal bei reiner Fettverbrennung und 5,047 Cal bei reiner Kohlenhydratverbrennung) 4,717 bzw. 5,086 Cal/l Sauerstoff. Auf Grund dieser Werte und des oben erwähnten RQ 0,704 für Fett nimmt die ANDERSENsche Formel die genauere Form an

$$\text{Kalor. Wert d. } O_2 = 4{,}717 + 1{,}25\ (RQ - 0{,}704)\ \text{Cal/Liter,}$$

bzw. noch weiter vereinfacht $= 3{,}837 + 1{,}25 \cdot RQ$ (korrigierte ANDERSEN-Formel). Damit würde man im 1. der vorstehend angeführten Beispiele *20 770 Cal* erhalten, also fast genau den aus Gleichung (9) hervorgegangenen Wert 20 782 Cal, der als der dem heutigen wissenschaftlichen Stande entsprechende anzusehen ist. In demselben Verhältnis würden sich die drei weiteren oben nach der alten Methode berechneten Wärmewerte den darüber stehenden Neuberechnungen angleichen.] Somit bringt die Gleichung (9) nicht nur eine *Vereinfachung der Berechnung*, sondern zugleich auch eine *Erhöhung der Genauigkeit des Messungsergebnisses.* Sie empfiehlt sich daher zu alleiniger künftiger Anwendung (unter Berücksichtigung der im vorhergegangenen Abschnitt hervorgehobenen, wegen besonderer Zusammensetzung des betr. Tierfettes etwa nötigen Abänderung der Zahlenfaktoren).

2. Energie-Umsatz im Hungerzustand

a) Anfangsstadium (Eiweiß-, Fett-, Kohlenhydrat-Umsatz).

Die bisherigen Ausführungen bezogen sich auf den Umsatz der 2 Komponenten Fett und Kohlenhydrat. Die indirekt-analytische Betrachtungsweise läßt sich bei Erfüllung gewisser Bedingungen aber ohne Schwierigkeit auch auf 3 Komponenten: Eiweiß, Fett, Kohlenhydrat ausdehnen. Grundsätzlich müßte bei 3 Komponenten noch eine dritte analytische Bestimmung ausgeführt werden, für die obigen Versuche etwa eine N-Bestimmung im Harn. Diese wird jedoch in solchen Fällen entbehrlich, in denen die Beteiligung der hinzukommenden 3. Komponente am Umsatz in einem *bestimmten, unveränderlichen Verhältnis* zur Beteiligung der beiden anderen steht.

Eine derartige Verknüpfung besteht beim Energieumsatz des *hungernden ruhenden* Tieres, und zwar im Anfangsstadium, solange noch Kohlenhydrat aus dem Glykogenvorrat des Organismus zur Deckung des Erhaltungsbedarfes mit herangezogen werden kann. Hier beträgt der Anteil des Eiweißes am Gesamt-Energieumsatz erfahrungsgemäß konstant etwa 15%, mit gewissen Schwankungen nach oben und unten. Der üblicherweise angenommene Mittelwert von 15% soll daher auch den folgenden Betrachtungen zugrunde gelegt werden. Für die erörterten Verhältnisse hat A. MAGNUS-LEVY [13], S. 207, eine Tabelle berechnet, die wie die ZUNTZsche (für den reinen Fett-Kohlenhydratumsatz geltende) gebraucht wird.

Unter der gemachten Voraussetzung kann auch der Gesamt-Hungerumsatz als zweikomponentiges System behandelt werden, wozu also 2 analytische Bestimmungen (CO_2 und O_2) ausreichen. Bei einer Zusammensetzung des Körpereiweißes von 52,46% C, 7,205% H, 22,90% O (Mittelwerte aus den Angaben von A. KÖHLER [7] und A. LOEWY [14a], S. 279) und den heute geltenden Gas-Litergewichten berechnen sich für die *physiologische* Verbrennung von 1 g Eiweiß ein O_2-Verbrauch von 0,9605 l und eine CO_2-Produktion von 0,7708 l, woraus als neuer Wert für den RQ *0,8025* folgt. Nimmt man zu diesen Zahlen noch die physiologische Verbrennungswärme des Eiweiß von 4,1 Cal/g sowie alle nötigen oben für die Fett- und Kohlenhydratverbrennung angegebenen Zahlenwerte hinzu, so läßt sich (mit Rücksicht auf die erwähnte 15%ige Beteiligung des Eiweiß am Gesamtenergieumsatz) eine der Gleichung (9) vollkommen analoge Berechnungsgleichung für den Gesamt-Hungerumsatz gewinnen. Auf die Ableitung dieser Gleichung im einzelnen soll hier verzichtet werden, da sie an anderer Stelle gegeben wird. Die Gleichung, die also die Berechnung des energetischen Gesamt-Hungerumsatzes allein aus den Respirationsgasen CO_2 und O_2, ohne Bestimmung des im Harn ausgeschiedenen N ermöglicht, lautet

$$\text{Hunger-Energieumsatz} = 1{,}0381\, v_{CO_2} + 3{,}9411\, v_{O_2}\ \text{Cal} \qquad (13)$$

Anwendungsbeispiele: *Hund*, Gewicht 9,5 kg, nach 14stündigem Hungern, Versuchsdauer 45,37 Minuten bei 27° C [8], S. 221.

Gesamt-Respiration (auf 24 Stunden berechnet) 155,8 l CO_2, 179,7 l O_2.
Hieraus unmittelbar:

Hungerumsatz $= 1{,}0381 \cdot 155{,}8 + 3{,}9411 \cdot 179{,}7 = 869{,}8$ Cal;
von KRAUSS mit d. RQ und d. Tabelle von MAGNUS-LEVY berechnet 871,4 Cal.

In einem anderen Falle (*Mensch*, Versuchsdauer 10,2 Minuten)[8], S. 207/8, ergaben sich nach Gleichung (13) 1999,0 Cal in 24 Stunden, gegenüber 1999,8 Cal nach früherer Methode.

Erste Einschaltung: Umformung der Rechengleichungen für Sonderzwecke. Am (willkürlich gewählten) Beispiel der Gleichung (13) kann nun das Prinzip eines rechnerischen Kunstgriffes zur einfachen Umformung solcher Gleichungen für irgendwelche gewünschten Sonderzwecke erläutert werden, hier z. B. für den Fall, daß die produzierte CO_2 *gewichtsmäßig* festgestellt wird, wie es bei Versuchen der vorliegenden Art oft der Fall ist. Es würde sich in diesem Falle darum handeln, die Gleichung (13) so einzurichten, daß man das gefundene CO_2-Gewicht, das g_{CO_2} genannt sei, *direkt* in sie einsetzen kann, ohne es erst in das entsprechende CO_2-*Volumen* umrechnen zu müssen. Da 1 Liter CO_2 unter Normalbedingungen 1,9768 g wiegt, so ist $g_{CO_2} = v_{CO_2} \cdot 1{,}9768$. Der Wert des 1. Gliedes der Gleichung (13) würde bei Einsetzen von g_{CO_2} anstelle von v_{CO_2} also auf das 1,9768 fache steigen; damit es aber seinen Wert wie nötig behält, braucht man nur den Faktor 1,0381 durch 1,9768 zu dividieren, wodurch er den Wert 0,5252 annimmt. Es ist dann $0{,}5252 \cdot g_{CO_2} = 1{,}0381 \cdot v_{CO_2}$. Für den Einsatz der *gewichtsmäßig* anstelle der volumenmäßig gemessenen CO_2-Menge nimmt damit Gleichung (13) die Form an

$$\text{Hungerumsatz} = 0{,}5252 \cdot g_{CO_2} + 3{,}9411 \cdot v_{O_2} \text{ Cal} \qquad (13\,a)$$

Genau entsprechend kann man natürlich auch verfahren, wenn etwa der O_2-Verbrauch gewichtsmäßig (nach BENEDICT) festgestellt wird (Normal-Litergewicht des $O_2 = 1{,}4290$ g), ebenso für beide Gase zugleich. — Diese Möglichkeit der Herleitung einer Berechnungsgleichung aus einer anderen ist ein besonderer Vorteil der Anwendung der absoluten Respirationsgrößen; sie wird später noch weitere Anwendung finden.

β) Vorgeschrittenes Hungerstadium (Fett-Eiweißumsatz).

Wenn im vorgeschrittenen Hungerstadium der Glykogenvorrat des Körpers aufgebraucht ist, beschränkt sich der Stoffumsatz auf die Eiweiß- + Fettverbrennung. Hier läßt sich naturgemäß weder die ZUNTZ-SCHUMBURGsche noch die MAGNUS-LEVYsche Tabelle für die Berechnung des Energieumsatzes aus dem Gaswechsel heranziehen. Man müßte also eine dritte, der ZUNTZ-SCHUMBURGschen entsprechende Tabelle aufstellen. Statt dessen ist es nach dem Vorangegangenen aber viel zweckmäßiger, die für den betrachteten Fall gültige indirekt-analytische Berechnungsgleichung abzuleiten. Natürlich könnte man hier den auf den Eiweißumsatz entfallenden Energieanteil auch direkt aus dem Harn-N berechnen. Da man aber zur Feststellung des Gesamtumsatzes außerdem doch noch einen Respirationsversuch für den *Gesamtkohlenstoffumsatz* anstellen muß, so läßt sich die N-Bestimmung im Harn zweckmäßig durch die Feststellung des O_2-Verbrauches ersetzen. Es sei wieder nur die Endform der für den vorliegenden Fall gültigen Berechnungsgleichung mitgeteilt, welche lautet

$$\begin{array}{l}\text{Energieumsatz}\\ \text{(Fett-Eiweißverbr.)}\end{array} = 7{,}940\ v_{O_2} - 4{,}593\ v_{CO_2} \text{ Cal} \qquad (14)$$

Da für die Eiweißverbrennung das entwickelte CO_2-Volumen *nicht* gleich dem verbrauchten O_2-Volumen ist, wie bei der Kohlenhydratverbrennung, müssen zur Ableitung von Gleichung (14) die *Grund*gleichungen (3) und (4) benutzt werden. Außer ihrer Einfachheit gibt die Gleichung (14) einen für die praktische Ausführung des nötigen Respirationsversuches sehr wichtigen Hinweis: Die bei v_{O_2} und v_{CO_2} stehenden Zahlenfaktoren sind hier wesentlich größer als die entsprechenden der vorausgegangenen Gleichungen (9), (12), (13). Infolgedessen beeinflussen Fehler in den Volumbestimmungen der Respirationsgase das Resultat hier in weit stärkerem Maße als in den vorausgegangenen Fällen, d. h. der Respirationsversuch kann für den Fall des Fett-Eiweißumsatzes nur bei besonders genauer Arbeit zuverlässige Ergebnisse liefern. Ähnliches gilt für die Bestimmung der CO_2 allein, neben der des Harn-N *).

b) Stoffumsatz

Fett-Kohlenhydratumsatz

Mit der Anwendung zur Berechnung des Energiewechsels sind die Möglichkeiten des indirekt-analytischen Verfahrens aber keineswegs erschöpft, wie schon aus den einleitenden Ausführungen (Teil A) hervorgeht, vielmehr kann unter Ableitung der Faktoren k, l, m, n auf entsprechend modifizierter Grundlage auch der *Stoff*umsatz mit seinen verschiedenartigen Fragestellungen in der gleichen einfachen und umfassenden Weise behandelt werden.

α) Zersetzungs-(Verbrennungs-)Vorgänge.

Während die Faktoren k, l, m, n beim *Energie*umsatz die Mengen CO_2 und O_2 bedeuten, die je *1 Cal* für jede oxydierte Stoffart in Erscheinung treten, bedeuten sie beim *Stoff*umsatz die je *1 Gramm* des betr. Stoffes selbst, also z. B. beim FKU je 1 g verbranntes Fett bzw. Kohlenhydrat selbst, auftretenden Mengen der Respirationsgase. Die allgemeinen Berechnungsgleichungen, in welche diese Werte einzusetzen sind, bleiben unverändert wie bei der energetischen Berechnung die Gleichungen (5) und (6), bzw. nötigenfalls die

*) *Anmerkung.* Bei dieser Gelegenheit sei auf die völlig unnötig umständliche Art eingegangen, in welcher Hungerversuche der vorliegenden Art bisher manchmal behandelt wurden. RUBNER z. B. führt für einen Hundeversuch [15], S. 51, nicht weniger als 5 analytische Bestimmungen aus, nämlich der Respirations-CO_2, des Harn-N, des Harn-C, des Kot-N und des Kot-C, die er dann alle zur Berechnung des Energieumsatzes benutzt, vgl. [8], S. 37/38. Nach den oben erwähnten Prinzipien sind für 2 Komponenten, d. h. hier die auf Fett und auf Eiweiß entfallenden Energieanteile, nur 2 analytische Bestimmungen nötig. Es genügen daher die Respirations-CO_2 (305,03 g in RUBNERs Versuch) und der Harn-N (9,41 g; RUBNER schließt hier 0,05 g Kot-N mit ein). Hiermit gestaltet sich die, ohne die Kenntnis der Gleichung (14), vereinfachte Berechnung des Energieumsatzes folgendermaßen: Da auf 1 g Harn-N 9,638 g CO_2 für die Eiweißverbrennung kommen (vgl. S. 1 und 4), entsprechen 9,41 g N 90,70 g CO_2; es entfallen also 305,03 — 90,70 = 214,33 g CO_2 auf die Fettverbrennung. Da ferner für je 1 Cal bei Fettverbrennung 0,29524 g CO_2 entstehen, so entstammen aus letzterer 214,33/0,29524 = 726,0 Cal. Den 9,41 g N entsprechen 9,41 · 25,63 = 241,1 Cal. Die Gesamtenergieentwicklung beträgt demnach *967,1 Cal.* — Aus Gleichung (14) erhält man aber noch viel einfacher (nach Berechnung der, normalerweise im Respirationsversuch direkt zu messenden Volumina v_{CO_2} = 154,3 l und v_{O_2} = 211,2 l auf Grund der vorstehenden Angaben) *971,3 Cal.* RUBNERs Ergebnis aus seiner sehr umständlichen Rechnung, mit weniger genauen Litergewichten, sind 944,7 Cal.

Grundgleichungen (3) und (4). Für den Fett-Kohlenhydratumsatz erhält man demnach für die Verbrennung von

1 g (Tier-) Fett: 1,4188 l $CO_2 = k$, 1 g Glykogen: 0,8238 l $CO_2 = l$,
1 g (Tier-) Fett: 2,0141 l $O_2 = m$, 1 g Glykogen: 0,8238 l $O_2 = n$.

Nennt man die oxydierte Fettmenge x (Gramm), die oxydierte Glykogenmenge y (Gramm), v_{CO_2} und v_{O_2} die gemessenen Liter CO_2 und O_2 (nach Abzug der auf Eiweiß entfallenden Mengen), so folgen durch Einsetzen der obigen Zahlenwerte in die allgemeinen Gleichungen (5) und (6) die speziellen Berechnungsgleichungen

$$\text{oxydiert. Tierfett} \quad x = -1{,}6816\,(v_{CO_2} - v_{O_2}) \tag{15}$$

$$\text{oxydiert. Glykogen} \quad y = 4{,}1111\,v_{CO_2} - 2{,}8960\,v_{O_2} \tag{16}$$

Die entsprechende Rechnung für *menschliches* Fett und Glykogen ausgeführt ergibt die speziellen Gleichungen

$$x = -1{,}7284\,(v_{CO_2} - v_{O_2}) \tag{17}$$

$$y = 4{,}1733\,v_{CO_2} - 2{,}9588\,v_{O_2} \tag{18}$$

Die Gleichungen (17) und (18) auf das S. 8 angeführte Beispiel der fünfstündigen Respiration eines 40 jährigen Mannes angewandt, ergibt mit den Werten $v_{CO_2} = 48{,}319$ l und $v_{O_2} = 60{,}05$ l

$x = -1{,}7284 \cdot -11{,}731 = 20{,}276$ g oxydiertes Fett,
$y = 4{,}1733 \cdot 48{,}319 - 2{,}9588 \cdot 60{,}05 = 23{,}98$ g oxydiertes Glykogen.

Zweite Einschaltung: Diese Ergebnisse können an den Gleichungen (10) und (11) für die auf die Fettverbrennung bzw. die Kohlenhydratverbrennung entfallenden Teilbeträge der gesamten *Energie*entwicklung geprüft werden: Wenn man die betr. Teil-Energiemengen durch die bei der Verbrennung von je 1 g Fett bzw. Kohlenhydrat entstehende Wärmemenge, d. h. also 9,5 Cal bzw. 4,19 Cal dividiert, so müssen sich die entsprechenden Fett- bzw. Glykogenmengen selbst ergeben. Nach Gleichung (10) beträgt die Wärmeentwicklung für die Fettoxydation allein $-16{,}420 \cdot -11{,}731 = 192{,}6$ Cal, nach Gleichung (11) die für die Glykogenoxydation allein $17{,}486 \cdot 48{,}319 - 12{,}397 \cdot 60{,}05 = 100{,}2$ Cal (Summe $= 292{,}8$ Cal wie oben aus Gleichung (12) gefunden). Für die oxydierten Fett- bzw. Glykogenmengen folgen demnach $\frac{192{,}6}{9{,}5} = 20{,}27$ g bzw. $\frac{100{,}2}{4{,}19} = 23{,}91$ g, praktisch genau wie aus Gleichung (17) und (18) direkt berechnet. Das bedeutet aber nichts anderes, als daß man die speziellen Gleichungen (17) und (18) sehr einfach aus den speziellen Gleichungen (10) und (11) ableiten kann, indem man die Zahlenfaktoren der letzteren durch 9,5 bzw. 4,19 dividiert. — Entsprechend wäre die Möglichkeit natürlich auch umgekehrt gegeben.

Auch an diesem Beispiel zeigt sich wieder der bereits S. 11 erwähnte große Vorteil des Rechnens mit absoluten Respirationsvolumina: daß man in allen Fällen, in denen zahlenmäßige Beziehungen zwischen den zu berechnenden Größen bestehen (hier zwischen Stoff- und Energiemengen), die speziellen Berechnungsgleichungen auseinander ableiten kann, ohne die eine oder die andere immer von Grund auf mittels der betr. Faktoren k, l, m, n aus den Grundgleichungen (3) und (4) bzw. aus (5) und (6), oder das gesuchte Resultat gar wie früher von Fall zu Fall aus den gerade vorliegenden Zahlengrößen, herleiten zu müssen!

In weiterer Anwendung dieses Prinzips läßt sich in einfacher Weise auch die Frage entscheiden, wie sich die für den FKU gemessenen Gesamtvolumina CO_2 bzw. O_2 auf die umgesetzten Mengen Fett und Kohlenhydrat verteilen, eine Frage, die bisher ebenfalls auf dem umständlichen Wege über den RQ von Fall zu Fall behandelt wurde [18], S. 245. — Da 1 g Fett zur Oxydation 2,0141 l O_2 benötigt, so brauchen x g Fett x · 2,0141 l O_2. Die entsprechende allgemeingültige Berechnungsgleichung für das zur Fettoxydation benötigte Sauerstoffvolumen geht demnach aus Gleichung (15) durch einfache Multiplikation derselben mit 2,0141 hervor, und man erhält

$$\text{Liter } O_2 \text{ für oxydiertes Fett} = -\,3{,}3868\,(v_{CO_2} - v_{O_2}) \qquad (19)$$

Nennt man das so berechnete O_2-Volumen allgemein v, so ergeben sich weiter

$$\begin{aligned} &\text{Liter } O_2 \text{ für oxyd. Kohlenhydrat} &&= v_{O_2} - v, \text{ demgemäß auch}\\ &\text{Liter } CO_2 \text{ für oxyd. Kohlenhydrat} &&= v_{O_2} - v \text{ und schließlich}\\ &\text{Liter } CO_2 \text{ für oxyd. Fett} &&= v_{CO_2} - (v_{O_2} - v). \end{aligned}$$

Sind die Volumgrößen in anderen Maßeinheiten ausgedrückt, wie im Versuch von ZUNTZ u. HAGEMANN z. B. in ccm, so erhält man natürlich auch die Teilmengen CO_2 und O_2 im gleichen Maße.

β) „Indirekte Synthese", Fett-Kohlenhydrat-Aufbau (Ansatz).

Die über die Stoff*zersetzung* im Tierkörper umfassend Aufschluß gebenden Grundgleichungen (3) und (4) bewähren sich nicht weniger auch in Fragen des *Aufbaus* von Körpersubstanz aus dargereichten überschüssigen (zunächst N-frei vorausgesetzten) Nahrungsstoffen. Das hier vorliegende Problem ist die Berechnung derjenigen Mengen *Fett und Kohlenhydrat*, die vom Organismus aus ihm *bilanzmäßig zur Verfügung stehenden Gesamtmengen Kohlenstoff und Sauerstoff* gebildet werden. Man erkennt, daß es sich auch hier um eine für die indirekte Methodik typische Aufgabe, d. h. hier im besonderen um „indirekte Synthese" handelt.

Stehen nach einem Bilanzversuch g_C Gramm C und g_O Gramm O für den *Ansatz* N-freier Stoffe zur Verfügung, so nehmen die Grundgleichungen (3) und (4) die allgemeine Gestalt an

$$\text{angesetztes Fett} = \frac{n}{kn - lm}\,g_C - \frac{l}{kn - lm}\,g_O \text{ Gramm} \qquad (20)$$

$$\text{anges. Kohlenhydrat} = \frac{k}{kn - lm}\,g_O - \frac{m}{kn - lm}\,g_C \text{ Gramm} \qquad (21)$$

Die Faktoren k und l bzw. m und n bedeuten nunmehr die für die *Synthese* von je 1 g Fett und Kohlenhydrat benötigten Gewichtsmengen C bzw. O, die für Fett sehr einfach aus den Angaben der Analyse, für chemisch genau definierte Stoffe wie die Kohlenhydrate aus deren molekularer Zusammensetzung hervorgehen. So ergeben sich für *Tierfett* von der auf S. 4 angeführten Zusammensetzung

$$k = 0{,}7654 \qquad m = 0{,}1145$$

für beispielsweise Glukose ($C_6H_{12}O_6$)

$$l = 0{,}4000 \qquad n = 0{,}5329.$$

Mit diesen Werten erhält man aus (20) und (21) die speziellen Berechnungsgleichungen

$$\text{angesetztes Fett} = 1{,}4717\ g_C - 1{,}1047\ g_O\ \text{Gramm} \tag{22}$$

$$\text{angesetztes Kohlenhydrat} = 2{,}1139\ g_O - 0{,}3162\ g_C\ \text{Gramm} \tag{23}$$

Anwendung. In einem von A. SCHEUNERT, W. KLEIN und M. STEUBER [16], S. 172—174, mitgeteilten Bilanzversuch standen für den Ansatz N-freier Stoffe 32,12 g C ($= g_C$) und 59,60 g O ($= g_O$) zur Verfügung. Diese Werte in (22) und (23) eingeführt, ergeben für angesetztes Fett — 18,57 g, für Glukose 115,83 g. Im Gegensatz zu den Verhältnissen bei der Analyse haben in synthetischer Hinsicht hier auch *negativ* sich ergebende Stoffmengen reale Bedeutung: Der negative Wert für Fett besagt, daß 18,57 g *Körper*fett zum Aufbau der 115,83 g Glukose herangezogen worden sind. J. PAECHTNER, der dieses Beispiel ebenfalls anführt [10], S. 204, aber die Berechnungsgleichungen für diesen Spezialfall eigens aufstellt und auflöst, zieht noch die Möglichkeit in Betracht, daß der Aufbau der Glukose nicht unter Inanspruchnahme von Fett, sondern von resorbierten Fettsäuren (Buttersäure) erfolgt sei. Da in der Buttersäure wie oben in der Glukose ein chemisch genau definierter Stoff vorliegt, können in diesem Falle auch die Faktoren k und m, d. h. hier die auf 1 g (zum Aufbau von Glukose dienender) Buttersäure entfallenden Mengen C und O, theoretisch berechnet werden. Man findet

$$k = \frac{4\,C}{C_4H_8O_2} = 0{,}54525 \quad \text{und} \quad m = \frac{2\,O}{C_4H_8O_2} = 0{,}36320.$$

Mit diesen und den obigen Werten für l und n für Glukose folgen die speziellen Berechnungsgleichungen

$$\text{Buttersäure} = 3{,}6678\ g_C - 2{,}7531\ g_O\ \text{Gramm} \tag{24}$$

$$\text{Glukose} = 3{,}7528\ g_O - 2{,}4998\ g_C\ \text{Gramm} \tag{25}$$

Auswertung mit $g_C = 32{,}12$ g und $g_O = 59{,}60$ g wie oben ergibt — 46,28 g Buttersäure und 143,38 g Glukose, so daß 46,28 g Buttersäure zum Ansatz von 143,38 g Glukose herangezogen worden wären.

C. DIE INDIREKT-ANALYTISCHE BEHANDLUNG DREIKOMPONENTIGER GEMISCHE FÜR DIE REIN RESPIRATORISCHE BESTIMMUNG DES ENERGIE- UND STOFFUMSATZES

Bei der Berechnung des Eiweiß-Fett-Kohlenhydratumsatzes im Ruhe-Nüchternzustand (vgl. S. 10) war angenommen worden, daß der Anteil der Eiweißverbrennung an der Gesamtwärmeentwicklung konstant 15% beträgt. Diese

Voraussetzung ist jedoch nur annähernd erfüllt, da mit einer Schwankungsbreite von 10 bis 20% der Eiweißbeteiligung am Gesamtumsatz zu rechnen und somit der Ruhe-Nüchternumsatz nur mit entsprechender Annäherung zu erfassen ist. Es wäre daher von großem Wert, wenn in *kurzfristiger* Untersuchung, wie sie bei der (respiratorischen) Ausführung derartiger Umsatzmessungen üblich ist (d. h. also ohne Bestimmung des Harn-N, die langdauernde Versuche von mindestens 24 Stunden Dauer voraussetzt), unabhängig von der obigen Annahme auch die *tatsächliche* Höhe des Eiweißumsatzes und damit des Gesamtumsatzes gemessen werden könnte. Das Problem besteht also darin, im *kurzfristigen* Versuch, *lediglich aus den Respirationsgasen*, neben dem Fett-Kohlenhydratumsatz auch den Eiweißumsatz *genau* zu erfassen. Da hier also *3* Anteile (Komponenten) energetischer oder stofflicher Art zu bestimmen sind, aus denen sich der Gesamtumsatz zusammensetzt, so muß zu der Bestimmung der CO_2-Produktion und des O_2-Verbrauches noch eine *dritte* treten, als welche sich diejenige des bei der Verbrennung der drei Nährstoffgruppen gebildeten H_2O darbietet. — Wenngleich z. Z. eine genügend genaue Bestimmung des *Respirations*wassers wohl noch nicht möglich ist, so sollen hier doch wenigstens die theoretischen Grundlagen für die Untersuchung derartiger dreikomponentiger Gemische gegeben werden, zumal sich dadurch auch die Möglichkeiten für interessante Anwendungen auf anderen Gebieten, nämlich der Bewertung der Futtermittel und der Futterberechnung, eröffnen.

Die allgemeinen Grundgleichungen für 3komponentige Gemische

Für Gemische aus 3 Komponenten X, Y, Z mögen die *Bestimmungs*gleichungen lauten

$$x \cdot k_1 + y \cdot l_1 + z \cdot m_1 = R_1 \qquad (26)$$

$$x \cdot k_2 + y \cdot l_2 + z \cdot m_2 = R_2 \qquad (27)$$

$$x \cdot k_3 + y \cdot l_3 + z \cdot m_3 = R_3 \qquad (28)$$

Beziehen sich für den hier betrachteten Energie- bzw. Stoffumsatz im ruhenden, nüchternen Tierkörper die Zeichen X und Y wieder auf die Komponenten Fett und Kohlenhydrat, Z demgemäß auf das Eiweiß, so sind x, y, z die von jeder Komponente zum Gesamtumsatz beigetragenen Mengen an Energie (Cal) bzw. Stoff (Gramm); k_1, l_1, m_1 bedeuten für den *Energie*umsatz die je *1 Cal* entwickelter Wärme entsprechende Anzahl von Litern produzierter CO_2 aus der Fett- bzw. Kohlenhydrat- bzw. Eiweißverbrennung; k_2, l_2, m_2 die entsprechenden Liter dafür verbrauchten O_2; k_3, l_3, m_3 die entsprechend gebildeten Mengen H_2O. — Für den *Stoff*umsatz bedeuten die k-, l-, m-Werte die je *1 Gramm umgesetzten Stoffes* entsprechenden Mengen CO_2, O_2, H_2O. — R_1, R_2, R_3 stellen die im Respirationsversuch *gemessenen Mengen* von CO_2, O_2 und H_2O dar (in Litern oder Gramm ausgedrückt).

Die allgemeinen Lösungen der Gleichungen (26) bis (28) lauten für x, y, z:

$$x = \frac{l_2 m_3 - m_2 l_3}{D} R_1 + \frac{m_1 l_3 - l_1 m_3}{D} R_2 + \frac{l_1 m_2 - m_1 l_2}{D} R_3 \tag{29}$$

$$y = \frac{m_2 k_3 - k_2 m_3}{D} R_1 + \frac{k_1 m_3 - m_1 k_3}{D} R_2 + \frac{m_1 k_2 - k_1 m_2}{D} R_3 \tag{30}$$

$$z = \frac{k_2 l_3 - l_2 k_3}{D} R_1 + \frac{l_1 k_3 - k_1 l_3}{D} R_2 + \frac{k_1 l_2 - l_1 k_2}{D} R_3 \tag{31}$$

worin die Größe D [die Determinante des Gleichungs-Systems (26), (27), (28)] den Wert

$$D = k_1 (l_2 m_3 - m_2 l_3) + l_1 (m_2 k_3 - k_2 m_3) + m_1 (k_2 l_3 - l_2 k_3)$$

besitzt. Der sehr regelmäßige Bau aller dieser allgemeinen Ausdrücke erleichtert ihre zahlenmäßige Auswertung wesentlich. Die allgemeinen *Berechnungs*gleichungen (Grundgleichungen) (29), (30), (31) vereinfachen sich wieder durch den Umstand, daß für die *Kohlenhydrat*verbrennung das produzierte CO_2-Volumen gleich dem verbrauchten O_2-Volumen ist ($l_1 = l_2$) und außerdem Proportionalität zwischen l_2 und l_3 besteht, worauf jedoch hier nicht näher eingegangen werden soll. Es kommt hier zunächst nur darauf an, das *Grundsätzliche* des Verfahrens im Hinblick auf die weitere Entwicklung anzugeben.

Eine andere interessante Anwendung desselben läßt sich für die *Futterwertmessung* machen. Bezeichnet man für diesen Zweck mit x, y, z die in absolutem Maße (Cal oder Kellner-Einheiten *) ausgedrückten gesuchten Futterwerte (Produktionswerte) von je *1 kg* dreier Futtermittel X, Y, Z, also deren „spezifische Futterwerte" * (G. FINGERLING erwog als Untersuchungsmaterial z. B. Öl, Zellstoff und Stärkemehl, wobei er offenbar einen besonderen, heute nicht mehr feststellbaren Zweck im Auge hatte) und stellt man in 3 Respirationsversuchen die im gleichen Maße wie oben ausgedrückten Produktionen R_1, R_2, R_3 von *3 verschiedenen Mischungen aus diesen Futtermitteln* fest (die Zahlen k_1 bis m_3 sind dabei die mit einer weiter unten erwähnten Einschränkung nach Belieben festzusetzenden Mengen der Einzelfuttermittel X, Y, Z in den Mischungen), so lassen sich die gesuchten spezifischen Futterwerte x, y, z nach den Gleichungen (29), (30), (31) berechnen, ferner bei Wiederholung unter anderen Mischungsverhältnissen eine etwaige Abhängigkeit dieser Einzelfutterwerte vom Mischungsverhältnis feststellen. — Die Mengen der geprüften Futtermittel in den Mischungen müssen bei solchen Versuchen so gewählt werden, daß die Größe D (s. o.) nicht = Null wird, da in diesem Falle die Gleichungen (29) bis (31) aus rein mathematischen Gründen keine reellen Lösungen besitzen würden. — Auf weitere Einzelheiten soll auch bei dieser Anwendungsmöglichkeit der 3 Grundgleichungen (29) bis (31) nicht eingegangen werden, da auch sie ebenso wie die obenerwähnte, zunächst wohl erst theoretisches Interesse besitzt.

Auf einen allgemein für die indirekte Analyse mehrkomponentiger Gemische wichtigen Punkt muß noch aufmerksam gemacht werden: Die Ergeb-

* Über Definition und Anwendung dieser neuen Begriffe für die Futterwertmessung vgl. [5b]

nisse dieser Art von Analysen sind um so genauer, je stärker sich die einzelnen Komponenten in den für ihre Bestimmung herangezogenen Eigenschaften unterscheiden. Mit zunehmender Zahl der Komponenten im Gemisch verringern sich aber naturgemäß die Eigenschaftsunterschiede (bei Stoffen der hier betrachteten Art beispielsweise der C-Gehalt, der O_2-Verbrauch für die Oxydation usw.). Aus diesem Grunde ist bei der indirekten Analyse von mehr als 2 Komponenten ganz besonders auf genaueste Ausführung der einzelnen Messungen zu achten (vgl. hierzu [5a], S. 512 u. 516, Abschnitt D).

Hingewiesen sei schließlich noch auf die Anwendungsmöglichkeit der Grundgleichungen (3) und (4) sowie (29), (30), (31) auch bei der *Futterberechnung*, und zwar für die Sonderaufgabe des Ersatzes eines Futtermittels durch 2 oder 3 andere. Hierüber soll bei anderer Gelegenheit berichtet werden.

D. ZUSAMMENFASSUNG

1. Nach kurzer Schilderung der Entwicklung der (bisher differenten) Berechnungsmethoden für den Stoff- und Energieumsatz im Tierkörper wird ein vervollkommnetes Verfahren dargelegt, nach welchem mittels *allgemeingültig* abgeleiteter Grundgleichungen der Energie- wie auch der Stoffumsatz *einheitlich und umfassend* für die verschiedenartigsten Fragestellungen berechnet werden können.

2. Das neue, *indirekt-analytische*, Verfahren benutzt lediglich die *absoluten* Respirations-Volumina und macht dadurch für die Berechnung des *Energie*wechsels den umständlichen Gebrauch des Respirations-Quotienten und des kalorischen Wertes des Sauerstoffs (nach ZUNTZ) überflüssig. — Hinsichtlich des *Stoff*umsatzes sind die allgemeinen Grundgleichungen sowohl auf die Zersetzung (Verbrennung) wie auf die Synthese (Ansatz) anwendbar und machen auch hier die jedesmalige spezielle zahlenmäßige Aufstellung der Bestimmungsgleichungen und ihre Auflösung von Fall zu Fall unnötig.

3. Bei der Berechnung des Energieumsatzes gewährt das Verfahren ohne Sonderrechnungen (wie bisher notwendig) unmittelbaren Einblick in die Zusammensetzung der entwickelten Gesamtenergiemenge aus den von der Verbrennung der verschiedenen Nährstoffgruppen herrührenden Einzelanteilen; es läßt ferner auch sonstige Zusammenhänge besonders klar hervortreten.

4. Grundsätzliche Bemerkungen über die Berechnung des Energieumsatzes aus der Respirations-CO_2 allein sowie über die Zulässigkeit der bisher üblichen ZUNTZschen Rechenweise bei Vorliegen von Respirations-Quotienten größer als 1,000.

5. Anwendungen des neuen Verfahrens in energetischer und stofflicher Richtung:
   1. auf den *Fett-Kohlenhydrat*umsatz bei vollständiger und bei unvollständiger Verbrennung (Methanbildung),
   2. auf den *Gesamtumsatz im Hungerzustand* (Anfangsstadium und vorgeschrittenes Stadium).

6. Es werden erleichternde praktische Anweisungen für die Ableitung von Berechnungsgleichungen für Spezialfälle gegeben.

7. Abschließend werden die theoretischen Grundlagen für die rein respiratorische Bestimmung des Gesamt-Energie- und -Stoffumsatzes aus den 3 Atemgasen CO_2, O_2 und H_2O sowie für ein Verfahren der Futterwertmessung gegeben. — Hinweis auf die Anwendbarkeit der entwickelten Grundformeln auf eine Sonderaufgabe bei der Futterberechnung.

Literatur-Verzeichnis

[1a] ABDERHALDEN, E.: Handbuch der biochemischen Arbeitsmethoden, Abteilg. 4, Bd. 9, Berlin-Wien 1925.

[1b] Ders., ebenda, Bd. 10, 1926.

[2] ANDERSEN, A. C.: Biochem. Ztschr. *130*, 143—150, 1922.

[3] BENEDICT, F. G.: The influence of inanition on metabolism, 37, 50, 1907.

[4] ECKSTEIN, E. u. E. GRAFE: Hoppe-Seylers Ztschr. f. Physiol. Chemie *107*, 85, Fußnote, 1919.

[5a] FUCHS, P.: Angew. Chemie *54*, 512—516, 1941.

[5b] Ders., Arch. f. Tierernährung *1*, 193—224, 1951.

[6] KELLNER, O.: Die Ernährung der landwirtschaftlichen Nutztiere, 7. Aufl. Berlin 1916. Siehe auch frühere Auflagen.

[7] KÖHLER, A.: Hoppe-Seylers Ztschr. f. Physiol. Chemie *31*, 500, 1901.

[8] KRAUSS, E.: Lehrbuch der Stoffwechsel-Methodik, I. Teil, Leipzig 1928.

[9] KÜSTER, F. W. u. A. THIEL: Logarithm. Rechentafeln f. Chemiker, 56./60. Aufl. Berlin 1947.

[10] MANGOLD, E.: Handbuch d. Ernährung und d. Stoffwechsels d. landwirtschaftlichen Nutztiere, Bd. 4, Berlin, J. Springer, 1932.

[11] MÖLLGAARD, H.: Fütterungslehre des Milchviehs, Hannover 1929.

[12] Ders., Grundzüge der Ernährungsphysiologie d. Haustiere, Berlin 1931.

[13] VON NOORDEN, C.: Handbuch d. Pathologie d. Stoffwechsels, Bd. 1, Berlin 1906.

[14a] OPPENHEIMER, C.: Handbuch d. Biochemie d. Menschen u. d. Tiere, 1. Aufl., Bd. 4, Jena 1911.

[14b] Ders., ebenda, 2. Aufl., Bd. 6, Jena 1926.

[15] RUBNER, M.: Die Gesetze des Energieverbrauchs bei der Ernährung, Leipzig 1902.

[16] SCHEUNERT, A., W. KLEIN u. M. STEUBER: Biochem. Ztschr. *133*, 137—191, 1922.

[17] ZUNTZ, N.: Arch. f. die gesamte Physiologie, *68*, 201, 203, 1897.

[18] Ders. u. O. HAGEMANN: Untersuchungen über d. Stoffwechsel d. Pferdes bei Ruhe u. Arbeit, Neue Folge. Landwirtsch. Jahrb. *27*, Erg.-Bd. III, 1898.

[19] Ders. u. A. LOEWY: Lehrbuch d. Physiologie d. Menschen, Leipzig 1913.

[20] Ders. u. SCHUMBURG: Studien zu einer Physiologie des Marsches, letzte Tabelle im Anhang, 1901.

Aus dem Institut für Tierernährungslehre der Humboldt-Universität Berlin
(Direktor Prof. Dr. Dr. Dr. h. c. E. MANGOLD)

K. NICKISCH

HEFE UND PILZMYZEL ALS EIWEISSFUTTER, NACH VERSUCHEN AN KANINCHEN

Einleitung

Auf dem Wege zur Steigerung der Eiweißversorgung in der Tierernährung (MANGOLD [4]) bieten vor allem die Torula-Wuchshefen noch unbegrenzte Möglichkeiten. Für ihre von H. FINK durch Züchtung besonders auf Sulfitablaugen der Zellstoffindustrie systematisch entwickelte biologische Eiweißsynthese sind die fabrikatorischen Grundlagen zur Massenerzeugung bereits geschaffen (KREIPE [3]), während die in der menschlichen Ernährung wie in der Tierfütterung längst bewährte Bierhefe immer nur als Abfallprodukt zur Verfügung steht.

Für den verdaulichen Anteil des Eiweißes in den Hefen, dessen Verdaulichkeit sich in den Trockenhefen gegenüber den frischen als unverändert erwies (NEHRING [10], MANGOLD [5]), wurde eine hohe biologische Wertigkeit festgestellt [5], so daß auch bei omnivoren Tieren ein großer Teil des hier üblichen tierischen Eiweißes im Futter durch Hefe ersetzt werden kann. Und in neuen Versuchen an Ratten, bei denen er in früheren Versuchen mit FINK und DOBBERSTEIN eine durch den Mangel an Cystin im Hefeeiweiß hervorgerufene und als Leberschädigung erkannte Acystinose beobachtet hatte, hat HOCK [2] gefunden, daß diese schädliche Wirkung bei Sulfitablaugenhefe von neuerer Herstellungsweise nicht mehr eintrat.

Während nun mit solchen Wuchshefen aus Sulfitablaugen in Fütterungs- und Verdaulichkeitsversuchen an Schweinen und Wiederkäuern bereits von RICHTER [12, 13], CRASEMANN [1] und SCHÜRCH [16, 17] durchaus günstige Ergebnisse erzielt wurden (siehe MANGOLD [4]), und auch für das Geflügel schon die Verwendbarkeit verschiedener Hefen und die Grenzen ihrer Ersatzfähigkeit für das tierische Futtereiweiß festgestellt wurden (MANGOLD [7], RÖMER [14], MOELLER [9]), lagen bisher ähnliche Untersuchungen an Kaninchen noch nicht vor. Zwar wird auch für diese Tiere die Eignung der Trockenhefe als eiweißreiches Kraftfutter empfohlen (FANGAUF [6], S. 131), doch konnten in dem Handbuch der Kaninchenfütterung [6] noch keine Zahlen für die Verdaulichkeit der Hefen angegeben werden.

Daher sollen im Folgenden erstmalig nähere Ergebnisse über die *Bekömmlichkeit und Verdaulichkeit von Futterhefen* bei Kaninchen mitgeteilt werden, zugleich als Fortsetzung der früheren Versuche über die Verdaulichkeit neuerer Futtermittel bei Kaninchen (NICKISCH [11]).

Daneben und zum Vergleich soll in dieser Arbeit auch über die *Bekömmlichkeit und Verdaulichkeit von Pilzmyzel* bei Kaninchen berichtet werden.

Wenn auch die Eignung der besonders aus Aspergillus oryzae und Oidium lactis gezüchteten Pilzmyzele als Eiweiß für die menschliche Ernährung bereits erwiesen ist (siehe ZIEGELMAYER [19]), so liegen über deren Verwendung in der Tierernährung erst vereinzelte Untersuchungen vor. So haben MANGOLD, STOTZ und COLUMBUS [8] für das nach FINK auf Kartoffeln gezüchtete Pilzmyzel des Reisschimmels, das sie getrocknet als Pilzeiweißflocken an Schafe und Schweine verfütterten, eine hohe Verdaulichkeit und sehr hohe biologische Wertigkeit festgestellt. Und neuerdings hat WOLFF in KNAU [18] über günstige Erfahrungen mit Pilzmyzel in der Schweinemast berichtet, wo es mit einer gewissen Ergänzung durch tierisches Eiweiß erstaunliche Zunahmen bewirkte.

Versuchsmaterial, -tiere, -futter und Methodik

Für unsere Versuchszwecke waren uns in dankenswerter Weise zur Verfügung gestellt: je eine Nährhefe aus Wolfen und aus Schönebeck, die wir der Kürze halber als NH I und NH II bezeichnen wollen, eine Futterhefe aus Schönebeck (FH) sowie ein getrocknetes Pilzmyzel aus Crossen. NH I bestand aus einem Gemisch von Torula utilis und Candida tropicalis, FH aus Torula utilis. Das Trockenmyzel war aus Oidium lactis auf Zellstoffablauge gezüchtet und bildete eine gelblichweiße Masse von noch angenehmeren Geruch und Geschmack als die N-Hefen, wenn es auch diesen sehr ähnlich war, im Gegensatz zu der F-Hefe, die sowohl in Farbe und Geruch wie im Geschmack von den N-Hefen wie von dem Pilzmyzel unvorteilhaft abstach.

Tabelle 1. *Rohnährstoffgehalt von Hefen und Pilzmyzel*

a) in % der Trockensubstanz

Futtermittel	Trocken-substanz	Organ. Substanz	Roh-protein	Rohfett	Rohfaser	N-freie Extrakt-stoffe
1. Nährhefe I	100	91,21	44,26	0,93	7,94	38,08
2. Nährhefe II	100	91,46	60,76	1,02	4,32	25,36
3. Futterhefe	100	92,96	55,43	1,33	8,16	28,04
4. Pilzmyzel	100	92,90	46,69	1,49	13,04	31,68
5. Heu	100	94,48	13,23	2,11	37,59	41,55
6. Hafer	100	96,87	11,36	4,65	11,82	69,04
b) in % der ursprünglichen Substanz						
1. Nährhefe I	92,43	84,30	40,91	0,86	7,34	35,19
2. Nährhefe II	91,05	83,28	55,32	0,93	3,94	23,09
3. Futterhefe	91,45	85,01	50,69	1,22	7,47	25,63
4. Pilzmyzel	91,87	85,35	42,89	1,37	11,98	29,11
5. Heu	91,14	86,11	12,06	1,92	34,26	37,87
6. Hafer	88,42	85,65	10,05	4,11	10,45	61,04

Den *Gehalt an Rohnährstoffen* der verwendeten Futtermittel zeigt die Tabelle 1 a und b, als Ergebnis unserer Nährstoffanalysen. Die Werte sind auf 100 g Trockensubstanz (1 a) und auf die ursprüngliche Substanz (1 b) bezogen. Bei der Besprechung verwenden wir im Folgenden die Werte der Trockensubstanz. Neben den Hefen und dem Myzel haben wir zum Vergleich auch die Analysenwerte des Hafers und Heues mit in die Tabelle aufgenommen, die wir in den folgenden Versuchen teils zusammen, oder wie das Heu z. T. allein, als Grundfutter verwandten. Die Zusammenstellung zeigt deutlich den wesentlich höheren Rohproteingehalt der Hefen und des Pilzmyzels gegenüber dem Heu und Hafer und den unterschiedlichen *Rohproteingehalt der Hefen* untereinander, der zwischen 44 und 60% um 16% differiert. Innerhalb dieser Grenzen liegt das *Pilzmyzel* mit rund 46% Rohprotein. Aber auch hier sind Schwankungen möglich. SCHORMÜLLER [15] fand beispielsweise bei einem Pilzmyzel, das gleichfalls auf Sulfitablauge gezüchtet worden war und auch aus Oidium lactis bestand, einen Rohproteingehalt von 51,62% in der Trockensubstanz. Dagegen wird von WOLFF [18] ein Rohproteingehalt von 42,72% für die ursprüngliche Substanz angegeben. Das Pilzmyzel paßt also mit seinem Rohproteingehalt ohne weiteres in den Rahmen der Hefen hinein. Auch bezüglich des Fettgehaltes weist es Werte auf, die mit denen der Hefen nahe übereinstimmen. Allerdings finden sich bei den Hefen in dieser Hinsicht gewöhnlich größere Schwankungen und wir müssen auch beim Myzel mit solchen rechnen. So erhielt z. B. SCHORMÜLLER [15] in dem von ihm untersuchten Myzel 3,03% durch Äther extrahierbare Anteile.

Der Gehalt an N-freien Extraktstoffen weist bei den einzelnen Hefen recht beachtliche Unterschiede auf, wenn diese auch mit rund 13% nicht die des Rohproteins erreichen. Das Pilzmyzel reiht sich auch mit seinem Gehalt an N-freien Extraktstoffen dem der Hefen ein. Dagegen liegt sein Rohfasergehalt höher als bei den Hefen, im Vergleich zu NH II fast um das Dreifache. Er übertrifft mit 13,04% sogar noch den unseres Hafers. Jedenfalls kann man aber sagen, daß das Pilzmyzel nach der Nährstoffanalyse eine große Ähnlichkeit mit den Hefen zeigt.

In den folgenden Versuchen über die *Bekömmlichkeit und Verdaulichkeit der Hefen und des Pilzmyzels* wurden für die *Bekömmlichkeitsversuche*, die je 10 Wochen lang durchgeführt wurden, für jede der zu untersuchenden Hefen und das Myzel 2 Kaninchen und zwar Junghäsinnen der Rasse Deutsche Riesen benutzt. Nur bei dem Versuch mit Pilzmyzel wurde eine Junghäsin und ein Jungrammler verwandt, weil keine weitere Junghäsin zur Verfügung stand. Die Tiere waren sämtlich gleichaltrig und noch nicht geschlechtsreif. Sie erhielten ein Futter, das sich aus gekochten Kartoffelschalen, Weizenkleie und Haferschrot zusammensetzte, dazu mit diesem Futter gleichmäßig verrührt N-, F-Hefe bzw. Pilzmyzel, beginnend mit Gaben von 5 g pro Tag und Tier, die im Laufe von 6 Wochen auf 30 g gesteigert und in dieser Höhe bis zum Ende des Versuches beibehalten wurden. In der 9. und 10. Versuchswoche erhielten die Versuchstiere daher ein Futter von folgender Menge und Zusammensetzung (siehe Tab. 2 S. 23).

Dabei betrug der Anteil an Hefe bzw. Myzel rund 16,7% der aufgenommenen Trockensubstanz. Zur beliebigen Aufnahme erhielten die Tiere außerdem noch Wiesenheu von sehr geringer Qualität, von dem sie durchschnittlich pro Tag und Tier 10—20 g fraßen. Dasselbe wurde wegen der geringen

Tabelle 2. *Futtermengen pro Tag und Tier*

Futtermittel	Tagesgaben g	Trocken-substanz %	aufgenommene Trockensubst. g
Gekochte Kartoffelschalen .	300	18,77	51,31
Haferschrot	50	89,97	44,98
Weizenkleie	40	88,08	35,23
Trockenhefe (bzw. Pilzmyzel)	30	91,61	27,48

Menge und Qualität bei der Errechnung der verzehrten Trockensubstanz unberücksichtigt gelassen. Um eine Kontrolle über die Entwicklung der Versuchstiere zu haben, wurden sie wöchentlich gewogen. Die Gewichtszunahmen waren bei allen Tieren gut, besonders in den ersten Wochen und ließen dann in dem Maße nach, wie sie sich dem Endgewicht näherten. Neben der Gewichtskontrolle wurde vor allem die Kotbeschaffenheit beobachtet und das um so mehr, je höher die Zulagen an Hefe bzw. Pilzmyzel waren. Denn bei der Verfütterung der Hefen zeigte sich eine unterschiedliche Freßlust, von der wir zunächst nicht wußten, ob sie nur geschmacksbedingt war. Die Tiere mit dem Pilzmyzel und den N-Hefen fraßen bei 5 bis 30 g pro Tag stets gut, besonders bei dem Pilzmyzel, wohingegen die Tiere mit der F-Hefe von 15 g pro Tag an mit steigendem Hefeanteil immer langsamer fraßen und schließlich ein Mehrfaches an Zeit wie die anderen Versuchstiere benötigten, bis sie ihre Ration verzehrt hatten. Die Kotbeschaffenheit blieb aber auch bei diesen Tieren stets normal und auch die Gewichtszunahmen dieser Tiere waren eher besser als die der anderen.

Die *Verdaulichkeitsversuche* wurden wie die früheren (NICKISCH [11]) in Stoffwechselkäfigen durchgeführt, um ein einwandfreies Trennen von Kot und Harn zu ermöglichen. Sie erfolgten im Differenzverfahren. Als Grundfutter diente Heu und Haferschrot zu gleichen Teilen bzw. nur Heumehl wie bei dem Myzelversuch. In den Grundfutterversuchen wurde die Verdaulichkeit von Heu- + Haferschrot (Tabelle 3) bzw. diejenige von Heumehl (Tabelle 7) ermittelt. Jedes zu untersuchende Futter wurde an mindestens 3 und höchstens 6 Tieren geprüft. Dabei dienten 3 Tiere der Rasse Klein-Chinchilla und 3 Tiere der Rasse Groß-Silber als Versuchstiere. Die Tiere wurden zweimal täglich gefüttert, morgens um 9,30 Uhr und nachmittags um 16 Uhr. Das Futter wurde gut durchmischt und mit so viel Leitungswasser angerührt, daß das Ganze eine feuchtkrümelige Masse ergab. Die zum Anrühren verwandte Menge Leitungswasser war täglich die gleiche. Daneben erhielten die Tiere Leitungswasser zur beliebigen Aufnahme, und zwar täglich die gleiche Menge. Der verbleibende Rest wurde alle Tage zurückgemessen und der Verbrauch notiert. Jedem Versuch ging eine fünftägige Vorfütterung voraus, während der die Tiere die gleichen Futtermengen erhielten und unter den gleichen Bedingungen standen wie in dem darauffolgenden, zehn Tage währenden Versuch, der sich demnach von der Vorfütterung nur dadurch unterschied, daß während der Vorfütterung der Kot und Harn nicht gesammelt wurden.

Versuchsergebnisse

Der erste Versuch war der *Grundfutterversuch mit Heu und Haferschrot* (Tab. 3). Er wurde an 6 Versuchstieren vorgenommen. K 44a, 45a und 46 sind Groß-Silber, K 47, 48 und 2711 Klein-Chinchilla. K 44a und 45a sind Geschwister, desgleichen K 47 und 48. Die Ergebnisse des Grundfutterversuches enthält die Tabelle 3. In dieser ist nur der erste Versuch als Beispiel ausführlich, die anderen sind nur mit den erhaltenen Verdauungskoeffizienten wiedergegeben.

Tabelle 3. *Grundfutterversuch mit Heu + Hafer zu den Versuchen der Tab. 4—6*

	Futter u. Kotmenge in 10 Tagen, V. K.	Trocken-substanz	Organ. Substanz	Roh-protein	Rohfett	Roh-faser	N-freie Extrakt-stoffe
K 46	In 500 g Heu	456,75	431,55	60,45	9,65	171,70	189,75
	In 500 g Hafer	442,10	428,25	50,25	20,55	52,25	305,20
	Gesamtnährstoffe	898,85	859,80	110,70	30,20	223,95	494,95
	In 482,11 g Kot	441,62	417,12	37,26	7,89	164,18	207,79
	verdaut vom Gesamtfutter	457,23	442,68	73,44	22,31	59,77	287,16
	verdaut in %	50,87	51,49	66,34	73,87	26,69	58,02
K 44a	verdaut in %	51,51	52,05	70,99	77,83	26,91	57,56
K 45a	verdaut in %	51,40	52,07	67,47	76,37	26,75	58,54
K 47	verdaut in %	50,54	50,88	64,16	78,54	24,84	58,00
K 48	verdaut in %	51,41	51,56	66,33	83,94	18,80	61,11
K 2711	verdaut in %	48,60	48,93	62,11	85,12	15,54	58,88
	V. K. im Mittel	50,72	51,17	66,23	79,28	23,25	58,68

Hiernach wurde die organische Substanz im Grundfutter zwischen 48,93 (K 2711) und 52,07% (K 45a) verdaut, das Rohprotein zwischen 62,11 und 70,99%. Beim Rohprotein liegen also der Höchst- und Tiefstwert um rund 8% auseinander. Beim Rohfett beträgt der niedrigste Verdauungskoeffizient 73,87% und der höchste 85,12%. Die Differenz beträgt rund 11%. Bei der Rohfaser liegt der tiefste bei 15,54 und der höchste bei 26,91%, das entspricht rund 11% Differenz. Bei den N-freien Extraktstoffen liegt der tiefste Wert bei 57,56% und der höchste bei 61,11%. Bei einer Differenz von 3% ist die Übereinstimmung hier am besten. Und auch für das Rohprotein ergibt sich mit 66,23% ein mittlerer Wert, von dem der höchste und der tiefste auch nur um etwa 4% abweichen. Etwas größer sind die Abweichungen vom Mittelwert beim Rohfett und der Rohfaser; doch auch hier dürften die mittleren Verdauungskoeffizienten als Grundlage für die anschließenden Hauptversuche mit dem Versuchsfutter brauchbar sein.

Tabelle 4 zeigt nun die Ergebnisse des *Versuches mit der Nährhefe I*, von denen wieder nur der erste als Beispiel ausführlich, die anderen nur mit den erhaltenen V.K. wiedergegeben sind. Bei allen 4 Tieren ist eine sehr hohe Verdaulichkeit der organischen Substanz der Hefe zu beobachten, am höchsten bei K 47, das auch bei Rohprotein und N-freien Extraktstoffen höhere V.K. zeigt. Diese wesentlichsten Bestandteile der Hefen werden aber von allen

Tabelle 4. *Verdaulichkeitsversuch mit Nährhefe I*

	Futter u. Kotmenge in 10 Tagen, V. K.	Trocken-substanz	Organ. Substanz	Roh-protein	Rohfett	Roh-faser	N-freie Extrakt-stoffe
K 46	In 375 g Heu	344,28	325,29	45,56	7,27	129,41	143,05
	In 375 g Hafer	336,78	326,23	38,27	15,67	39,80	232,49
	In 250 g Nährhefe I . .	231,07	210,75	102,27	2,15	18,35	87,98
	Gesamtnährstoffe	912,13	862,27	186,10	25,09	187,56	463,52
	In 409,15 g Kot	379,21	351,25	45,62	5,97	123,85	175,81
	verdaut vom Gesamtfutter	532,92	511,02	140,48	19,12	63,71	287,71
	verdaut vom Grundfutter	346,46	335,46	55,61	16,94	45,16	217,75
	verdaut von Nährhefe I .	186,46	175,56	84,87	2,18	18,55	69,96
	verdaut in %	80,69	83,30	82,99	100	100	79,52
K 44a	verdaut in %	76,32	79,37	81,93	35,60	87,18	75,85
K 45a	verdaut in %	80,24	83,01	83,62	83,59	100	78,70
K 47	verdaut in %	87,66	91,20	85,81	67,07	100	91,36
	V. K. im Mittel	81,23	84,22	83,59	71,56	96,79	81,36

4 Tieren sehr gut verdaut. Die Differenzen der V.K. zwischen den einzelnen Tieren sind hier bezüglich des Rohproteins kleiner als im Grundfutterversuch (Tab. 3) und bei den N-freien Extraktstoffen meist ebenso groß. Wesentlich größer sind sie bei der Rohfaser und besonders beim Fett, was in Anbetracht der geringen Mengen, besonders von Fett in der Hefe erklärlich erscheint.

Die Ergebnisse aus dem *Versuch mit der Nährhefe II* enthält die Tabelle 5. Auch hier ist die Verdaulichkeit des Rohproteins und der N-freien Extrakt-

Tabelle 5. *Verdaulichkeitsversuch mit Nährhefe II*

	Futter u. Kotmenge in 10 Tagen, V. K.	Trocken-substanz	Organ. Substanz	Roh-protein	Roh-fett	Roh-faser	N-freie Extrakt-stoffe
K 44a	In 337,5 g Heu	310,06	292,95	41,03	6,55	116,54	128,83
	In 337,5 g Hafer . . .	303,71	294,19	34,51	14,13	35,89	209,66
	In 225,0 g Nährhefe II .	204,86	187,37	124,47	2,09	8,86	51,95
	Gesamtnährstoffe	818,63	774,51	200,01	22,77	161,29	390,44
	In 363,79 g Kot	337,85	312,74	41,19	6,27	116,46	148,82
	verdaut vom Gesamtfutter	480,78	461,77	158,82	16,50	44,83	241,62
	verdaut vom Grundfutter	316,16	305,58	53,63	16,10	41,01	194,84
	verdaut von Nährhefe II	164,62	156,19	105,19	0,40	3,82	46,78
	verdaut in %	80,36	83,36	84,51	19,20	43,11	90,04
K 45a	verdaut in %	86,41	89,72	90,56	25,44	67,15	94,12
K 47	verdaut in %	93,98	96,94	91,97	50,87	100	100
K 48	verdaut in %	84,62	87,88	87,83	7,20	100	73,47
K 2711	verdaut in %	86,20	89,82	90,79	10,80	100	78,40
K 46	verdaut in %	87,55	90,33	89,56	58,01	84,36	94,48
	V. K. im Mittel	86,52	89,67	89,20	28,59	82,44	88,42

stoffe eine sehr hohe. Die letzteren werden im Höchstfall zu 100% und im ungünstigsten zu 73,47% verdaut. Rechnungsmäßig würde sich bei K 47 sogar ein Verdauungskoeffizient von über 100% ergeben. Da aber eine Verdaulichkeit von mehr als 100% nicht möglich ist, haben wir diesen höchsten Wert eingesetzt. Die scheinbare Verdaulichkeit von über 100% ist wohl so zu erklären, daß die N-freien Extraktstoffe des Grundfutters hier innerhalb der individuellen Schwankungsbreite praktisch höher verdaut wurden als zu 58% (Tabelle 3, Grundfutterversuch). Die gleichen Überlegungen kann man wohl auch für die V.K. der Rohfaser in der Tabelle 5 bei K 47, 48 und 2711 anwenden, die theoretisch ebenfalls bei über 100% liegen. Allerdings ist der Rohfasergehalt der Hefe, gemessen an dem des Gesamtfutters so gering (siehe Tab. 5 bei K 44a), daß er praktisch ohne Bedeutung ist. In noch höherem Maße gilt das für das Rohfett der Hefe.

Tabelle 6 enthält die Ergebnisse des *Verdaulichkeitsversuches mit der Futterhefe.* Auch hier werden das Rohprotein mit rund 82 und die N-freien Extraktstoffe mit 94% in sehr hohem Grade verdaut. Es zeigen besonders die Verdauungskoeffizienten für das Rohprotein eine gute Übereinstimmung. Auffallend ist, daß das Rohfett dieser Hefe von allen 3 Tieren nicht verdaut wurde.

Tabelle 6. *Verdaulichkeitsversuch mit Futterhefe*

	Futter- u. Kotmenge in 9 Tagen, V.K.	Trockensubstanz	Organ. Substanz	Rohprotein	Rohfett	Rohfaser	N-freie Extraktstoffe
K 44a	In 344,25 g Heu . . .	314,58	297,23	41,63	6,65	118,24	130,71
	In 344,25 g Hafer . . .	308,59	298,92	35,07	14,36	36,47	213,02
	In 121,50 g Futterhefe .	111,11	103,29	61,59	1,48	9,07	31,15
	Gesamtnährstoffe	734,28	699,44	138,29	22,49	163,78	374,88
	In 343,76 g Kot	313,99	294,38	33,94	7,34	110,44	142,66
	verdaut vom Gesamtfutter	420,29	405,06	104,35	15,15	53,34	232,22
	verdaut vom Grundfutter .	321,00	310,27	54,45	15,15	41,63	199,04
	verdaut von Futterhefe .	99,29	94,79	49,90	—	11,71	33,18
	verdaut in %	89,36	91,77	81,02	—	100	100
K 45a	verdaut in %	83,90	84,56	80,45	—	100	86,37
K 46	verdaut in %	95,67	97,33	83,69	—	100	96,66
	V.K. im Mittel	89,64	91,22	81,72	—	100,00	94,34

Die Ergebnisse des für die folgenden Versuche mit Pilzmyzel angestellten *Grundfutterversuches mit Heumehl* als alleinigem Futter sind in der Tabelle 7 mitgeteilt. Die 4 Versuchstiere zeigen hierbei im allgemeinen und besonders für das Rohprotein eine gute Übereinstimmung der Verdauungskoeffizienten. Der *Versuch mit dem Pilzmyzel* ist in der Tabelle 8 wiedergegeben.

Auch hier werden wie bei den Hefen das Rohprotein und die N-freien Extraktstoffe hochgradig verdaut, das Rohprotein von K 46 sogar zu 83%. Die N-freien Extraktstoffe wurden von drei Tieren zu 78—86% verdaut.

Tabelle 7. *Grundfutterversuch mit Heu zu den Versuchen der Tab. 8 u. 9*

	Futter- u. Kotmenge in 10 Tagen, V. K.	Trocken-substanz	Organ. Substanz	Roh-protein	Rohfett	Roh-faser	N-freie Extrakt-stoffe
K 46	In 1000 g Heu	911,40	861,12	120,61	19,25	342,57	378,69
	In 652,48 g Kot	596,04	568,94	50,62	10,72	241,35	266,25
	verdaut vom Heu . . .	315,36	292,18	69,99	8,53	101,22	112,44
	verdaut in %	34,60	33,93	58,03	44,30	29,55	29,69
K 47	verdaut in %	35,74	34,92	55,42	40,63	30,59	32,02
K 48	verdaut in %	32,81	31,74	55,78	59,90	27,08	26,86
K 2711	verdaut in %	32,88	31,93	55,51	54,31	22,92	31,43
	V. K. im Mittel	34,01	33,13	56,18	49,78	27,53	30,00

Tabelle 8. *Verdaulichkeitsversuch mit Pilzmyzel*

	Futter- u. Kotmenge in 10 Tagen, V. K.	Trocken-substanz	Organ. Substanz	Roh-protein	Rohfett	Roh-faser	N-freie Extrakt-stoffe
K 46	In 750 g Heu	684,83	647,05	90,63	14,47	257,41	284,54
	In 250 g Pilzmyzel . . .	228,35	212,14	106,62	3,40	29,78	72,34
	Gesamtnährstoffe	913,18	859,19	197,25	17,87	287,19	356,88
	In 535,77 g Kot	498,00	466,39	56,05	9,15	191,47	209,72
	verdaut vom Gesamtfutter	415,18	392,80	141,20	8,72	95,72	147,16
	verdaut vom Grundfutter	236,95	219,54	52,59	6,41	76,06	84,48
	verdaut vom Pilzmyzel .	178,23	173,26	88,61	2,31	19,66	62,68
	verdaut in %	78,05	81,67	83,11	67,89	66,02	86,64
K 47	verdaut in %	71,34	74,41	76,70	56,50	57,76	78,30
K 48	verdaut in %	73,78	77,45	69,49	—	100	81,69
K 2711	verdaut in %	73,14	76,93	75,39	—	100	63,82
	V. K. im Mittel	74,08	77,61	76,17	31,10	80,94	77,61

während K 2711 sie nur zu 64% verdaute, weshalb dieser V.K. im Mittel der 4 Tiere nur 77,61% betrug. Sehr unterschiedlich war die Verdaulichkeit des Rohfettes infolge der hiervon nur sehr geringen in dem Pilzmyzel enthaltenen Mengen (siehe Tab. 8 bei K 46).

Als weiteren Versuch enthält die Tabelle 9 zum Vergleich die Ergebnisse eines *Verdaulichkeitsversuches mit Hafer.* Es handelt sich dabei um den Hafer, den wir zusammen mit dem Heu bei denselben Tieren als Grundfutter benutzt hatten (siehe Tab. 3). Aus diesen sowie den Grundfutterversuchen mit Heu (Tab. 7) konnten daher die V.K. des Hafers in Tab. 9 ohne weitere chemische Analysen errechnet werden.

Ein Vergleich der hierbei erhaltenen Verdaulichkeitswerte der Tab. 9 mit den bisher für das Kaninchen bekannten und im Handbuch der Kaninchenfütterung von MANGOLD und FANGAUF [6] (S. 19) angegebenen V.K. des Hafers

Tabelle 9. *Verdaulichkeitsversuch mit Hafer*

	Futter- u. Kotmenge in 10 Tagen, V. K.	Trocken-substanz	Organ. Substanz	Roh-protein	Rohfett	Roh-faser	N-freie Extrakt-stoffe
K 46	In 500 g Heu	456,75	431,55	60,45	9,65	171,70	189,75
	In 500 g Hafer	442,10	428,25	50,25	20,55	52,25	305,20
	Gesamtnährstoffe	898,85	859,80	110,70	30,20	223,95	494,95
	In 482,11 g Kot	441,62	417,12	37,26	7,89	164,18	207,79
	verdaut vom Gesamtfutter	457,23	442,68	73,44	22,31	59,77	287,16
	verdaut vom Grundfutter .	158,04	146,43	35,08	4,28	50,73	56,34
	verdaut vom Hafer . . .	299,19	296,25	38,36	18,03	9,04	230,82
	verdaut in %	67,68	69,18	76,34	87,74	17,30	75,63
K 47	verdaut in %	65,85	66,97	74,67	96,33	5,93	74,17
K 48	verdaut in %	70,64	71,56	79,03	95,20	—	80,99
K 2711	verdaut in %	64,87	66,08	70,07	99,58	—	74,47
	V. K. im Mittel	67,26	68,45	75,03	94,62	5,81	76,31

zeigt, daß bei unserem Hafer das Rohprotein mit 70—79% schlechter als dort (79,0 und 86,6%), das Rohfett etwas besser (87,74—99,58 gegen dort 90,3 und 91,6%), auch die N-freien Extraktstoffe besser (74,17—80,99 gegen dort 72,2 und 75,7%), die Rohfaser aber wesentlich schlechter (0—17,3 gegen dort 18,0 und 20,7%) verdaut wurde.

Tabelle 10. *Verdauungskoeffizienten im Mittel*

Futtermittel	Organ. Substanz	Roh-protein	Roh-fett	Roh-faser	N-freie Extrakt-stoffe	Anzahl der Versuchs-tiere
Nährhefe I .	84,22	83,59	71,56	96,79	81,36	4
Nährhefe II .	89,67	89,20	28,59	82,44	88,42	6
Futterhefe . .	91,22	81,72	—	100,00	94,34	3
Pilzmyzel . .	77,61	76,17	31,10	80,94	77,61	4
Hafer . . .	68,45	75,03	94,62	5,81	76,31	4
Heu	33,13	56,18	49,78	27,53	30,00	4

Die Tabelle 10 enthält *die Zusammenstellung der mittleren Verdauungskoeffizienten unserer einzelnen Versuche.* Es geht daraus hervor, daß das Rohprotein mit 89,2% am höchsten bei der N-Hefe II, die N-freien Extraktstoffe mit 94,34% am höchsten in der F-Hefe verdaut werden, ferner, daß die Verdaulichkeit des Rohproteins der hier untersuchten Hefen zwischen 82 und 89% und die der N-freien Extraktstoffe zwischen 81 und 94% liegt. Die Verdaulichkeit des Fettes und der Rohfaser zeigen allgemein größere Unterschiede. Wegen der geringen Mengen, die von beiden in den Hefen vorkommen, bleiben sie in ihrer Bedeutung aber hinter dem Rohprotein und den N-freien Extraktstoffen weit zurück. Für die Verdaulichkeit von Trockenhefe beim Kaninchen finden sich auch bei SCHÜRCH[16, 17] bereits

Zahlen, die den unsrigen ähneln, wenn sie auch durchweg etwas tiefer liegen. So wurde die organische Substanz nach SCHÜRCH nur zu rund 74% verdaut, bei uns im Mittel aller Hefen zu rund 88%, das Rohprotein bei SCHÜRCH zu 83%, bei uns zu rund 85%, und die N-freien Extraktstoffe nach SCHÜRCH zu 72, in unseren Versuchen zu 88%. Wenn es sich auch dort und hier um Hefen verschiedener Herkunft handelt, so läßt doch der Vergleich erkennen, daß die Verdaulichkeit der Hefen bei den Kaninchen eine sehr hohe ist und daß diese Tierart den anderen Tierarten hierin kaum oder gar nicht nachsteht.

Dies wird durch die Tabelle 11 bestätigt, die eine Zusammenstellung verschiedener von bekannten Autoren unabhängig voneinander durchgeführter *Verdaulichkeitsversuche mit Hefen* an Schweinen und Schafen enthält. Es ergibt sich bei einem Vergleich unserer Mittelwerte der Tabelle 10 mit denen der Tabelle 11, daß die Verdauungskoeffizienten der Kaninchen mit denen

Tabelle 11. *Verdauungskoeffizienten für Hefe bei Hammel und Schwein*

Futtermittel	Organ. Subst.	Roh-protein	Roh-fett	Roh-faser	N-freie Extr.-stoffe	Tierart	Autor
Trockenhefe	89,57	92,79	—	—	95,97	Schwein	MANGOLD [5] COLUMBUS PEHAM
Trockenhefe	66,60	78,60	—	—	54,90	Schwein	RICHTER [12] EHINGER
Trockenhefe	74,80	86,50	—	—	81,30	Hammel	RICHTER [13] GAFERT
Trockenhefe	83,40	85,50	—	—	94,40	Schwein	RICHTER [13] GAFERT
Gekochte Naß- und Preßhefe (Bierhefe)	79,40	84,00	70,5	—	68,90	Schwein	NEHRING [10] SCHRAMM

von Schwein und Hammel in sehr ähnlicher Höhe liegen, und daß die hauptsächlichsten Nährstoffe der Hefen, Rohprotein und N-freie Extraktstoffe, vom Kaninchen nicht weniger gut verdaut werden als vom Schwein und Hammel.

Das *Pilzmyzel* nimmt mit seinen mittleren Verdauungskoeffizienten (Tab. 10), mit denen es diejenigen der Hefen nicht ganz erreicht, etwa eine Mittelstellung zwischen diesen und dem von uns geprüften Hafer ein, mit dem es hinsichtlich der Verdaulichkeit von Rohprotein und N-freien Extraktstoffen gut übereinstimmt (Tabelle 10). Die Verdaulichkeit des Rohfettes ähnelt der der N-Hefe II und die Rohfaser des Myzels ist wie die der Hefen sehr hoch verdaulich, was sehr günstig erscheint, da der Rohfasergehalt des Myzels verhältnismäßig hoch ist und sogar den unseres Hafers übersteigt. Eine so hohe Verdaulichkeit bei der Rohfaser des Pilzmyzels war kaum zu erwarten, da sie sich nach SCHORMÜLLER [15] vorzugsweise aus Chitin und daneben aus Cellulose zusammensetzt.

Hinsichtlich seiner physiologischen Wirkung scheint das Pilzmyzel den Hefen sehr ähnlich zu sein; denn bei Mastversuchen an Schweinen fand WOLFF [18], daß die mit Pilzmyzel gefütterten Tiere zwar hinter den mit Tierkörpermehl ernährten in ihren täglichen Gewichtszunahmen zurückblieben, daß aber die mit Myzel und Tierkörpermehl zu gleichen Teilen gehaltenen Tiere mit ihrer täglichen Gewichtszunahme höher kamen als die allein mit Tierkörpermehl gehaltene Gruppe. Das ist eine Erscheinung, die wir auch von den Hefen her kennen.

Weitere Tierversuche mit Pilzmyzel sind uns von anderer Seite nicht bekannt geworden. Doch lassen sich die Zahlen von SCHORMÜLLER [15] zum Vergleich heranziehen, der bei künstlicher Verdauung mit Pepsin bzw. Trypsin im Myzel eine Verdaulichkeit des Rohproteins von 85% ermittelte. Das entspricht nach seinen Angaben einem Gehalt von 38% an verdaulichem Eiweiß im Myzel, während unserer Verdaulichkeit von 76,17% ein ähnlich hoher Anteil von 35,56% verdaulichen Rohproteins in 100 g Trockensubstanz entspricht.

Die Versuche von MANGOLD [8] mit den FINK'schen Pilzeiweißflocken können nur bedingt zum Vergleich mit unserem Pilzmyzel herangezogen werden, da es sich bei jenen um eine Züchtung von Pilzmyzel auf Kartoffeln handelte und zu dem Rohprotein des Pilzeiweiß das Kartoffeleiweiß hinzukommt. Das Rohprotein dieses Produktes wurde bei der Pepsinmethode zu 76,4%, im Tierversuch vom Schwein zu 64,53% und vom Hammel zu 70,16% verdaut. Dies sind Werte, die den unsrigen nahekommen (Tabelle 10). Die Rohfaser der Eiweißflocken wurde vom Schwein zu 92,52%, vom Hammel zu 100% verdaut und bei unseren Versuchen zu rund 80%. Die N-freien Extraktstoffe, die mit 60,5% in der Trockensubstanz der Eiweißflocken den größten Teil der organischen Substanz ausmachten, wurden vom Schwein zu 93,25 und vom Hammel zu 90,65% verdaut und in unserem Versuche mit dem Myzel zu 77,61%. Bei den Eiweißflocken wird man aber berücksichtigen müssen, daß die N-freien Extraktstoffe zu einem Teil aus der leicht verdaulichen Stärke der Kartoffeln stammen, wohingegen die des Pilzmyzels nach SCHORMÜLLER in der Hauptsache aus reduzierbaren Hexosen bzw. Pentosen, hydrolysierbaren Hemicellulosen und daneben aus Glykogen und Glykosamin bestehen, womit die geringere Verdaulichkeit der N-freien Extraktstoffe des Myzels im Vergleich zu den Eiweißflocken zu erklären wäre.

Aus den Rohnährstoffen der Analyse (Tabelle 1) und den mittleren Verdauungskoeffizienten (Tabelle 10) ergeben sich schließlich die *Anteile an verdaulichen Nährstoffen* (Tabelle 12 a und b). Danach besitzt die Futterhefe den größten Anteil an verdaulicher organischer Substanz, es folgt die N-Hefe II, die N-Hefe I und das Pilzmyzel. In etwas anderer Reihenfolge verläuft der Gehalt an verdaulichem Rohprotein. Daher enthält die N-Hefe II in 100 g Trockensubstanz an verdaulichem Rohprotein 8,88 g mehr als die F-Hefe und 17,2 g mehr als die N-Hefe I. Auf 1 kg verdauliches Rohprotein bedeutet dies einen Verlust von 88,8 bzw. 172 g gegenüber der N-Hefe II. Das wirkt sich so aus, daß man bei gleichem Preis für diese Hefen für dasselbe Geld in 100 kg Trockensubstanz der N-Hefe II 54,2 kg, in der F-Hefe 45,32 und in der N-Hefe I 37,00 kg verdauliches Rohprotein erhält, im ungünstigsten Fall also 17,2 kg weniger als in der N-Hefe II. Bezieht man den Preis von etwa 120 DM je 100 kg Trockenhefe nur auf das verdauliche

Tabelle 12. *Gehalt von Hefen und Pilzmyzel an verdaulichen Nährstoffen*

a) in % der Trockensubstanz

Futtermittel	Trocken-substanz	Organ. Substanz	Roh-protein	Roh-fett	Roh-faser	N-freie Extrakt-stoffe
1. Nährhefe I . .	81,23	76,82	37,00	0,67	7,68	30,98
2. Nährhefe II .	86,52	82,01	54,20	0,29	3,56	22,42
3. Futterhefe . .	89,64	84,80	45,32	—	8,16	26,45
4. Pilzmyzel . .	74,08	72,10	35,56	0,56	10,55	24,59
5. Heu	34,01	31,30	7,43	1,05	10,35	12,46
6. Hafer	67,26	66,31	8,52	4,40	0,69	52,68
b) in % der ursprünglichen Substanz						
1. Nährhefe I . .	75,08	71,00	34,20	0,62	7,10	28,63
2. Nährhefe II .	78,78	74,68	49,34	0,27	3,25	20,42
3. Futterhefe . .	81,99	77,55	41,42	—	7,47	24,18
4. Pilzmyzel . .	68,06	66,24	32,67	0,43	9,70	22,59
5. Heu	34,00	28,53	6,77	0,96	9,81	11,36
6. Hafer	59,47	57,03	7,54	3,89	0,61	46,58

Rohprotein, so ergibt sich aus den Zahlen der Tabelle 12 b für die N-Hefe I ein Preis von 3,51 DM je Kilo verdauliches Rohprotein, für die F-Hefe ein solcher von 2,90 DM und für die N-Hefe II einer von 2,49. Das besagt, daß 1 kg verdauliches Rohprotein in der F-Hefe 0,41 DM und in der N-Hefe I 1,02 DM teurer ist als in der N-Hefe II. Der etwas höhere Gehalt an N-freien Extraktstoffen in der F-Hefe und in der N-Hefe I würde nährstoff- wie preismäßig keinen Ausgleich bieten, da das Rohprotein durch die N-freien Extraktstoffe nicht ersetzt werden kann und diese aus anderen Futterstoffen billiger bezogen werden können als aus den Hefen.

Zusammenfassung

Zwei Nährhefen, eine Futterhefe und ein Pilzmyzel wurden in Versuchen an Kaninchen auf ihre Bekömmlichkeit als Eiweißbeifutter sowie auf die Verdaulichkeit ihrer Nährstoffe geprüft. Nach den je 10 Wochen währenden Bekömmlichkeitsversuchen eignen sich diese Trockenhefen sowie das Trockenmyzel sehr gut als Eiweißbeifutter; sie wurden in Gaben von 30 g pro Tag und Tier, entsprechend einem Anteil von rund 16,7% in der Gesamttrockensubstanz des Futters gut vertragen und übten auf das Wachstum wie die Entwicklung der Junghäsinnen und später auf ihre Jungen einen guten Einfluß aus.

Die Prüfung in den Verdaulichkeitsversuchen ergab eine hohe Verdaulichkeit der Hefen und des Pilzmyzels durch das Kaninchen, sowohl bezogen auf die gesamte organische Substanz wie auch auf das Rohprotein und die N-freien Extraktstoffe als die wesentlichsten Bestandteile dieser Futterstoffe. Dabei steht, mit bekannten Ergebnissen an anderen Tieren verglichen, das Kaninchen nicht hinter dem Hammel und dem Schwein zurück.

Beachtliche Unterschiede der Hefen im Gehalt an Rohprotein, bei sonst gleich hoher Verdaulichkeit dieses Nährstoffes, haben bemerkenswerte Differenzen im Gehalt an verdaulichem Rohprotein zur Folge und sind für die Bewertung solcher Futtermittel entscheidend.

Das Pilzmyzel, hier Oidium lactis, ein bisher in der Tierernährung noch kaum verwendeter Futterstoff, ist den Hefen in seinem Gehalt an Roh- und verdaulichen Nährstoffen und in seiner Wirkungsweise sehr ähnlich. Es läßt sich als ein den Hefen kaum nachstehendes Eiweiß-Futtermittel bezeichnen.

Literaturverzeichnis

[1] CRASEMANN, E. u. A. TSCHERNIAK: Vergl. Schweinemastversuch mit Holzzuckerhefe und Fischmehl. Ztschr. f. Tierern. u. Futtermittelkde. 3. 1940. 6.

[2] HOCK, A.: Über den biologischen Wert des Eiweißes von Futterhefe für das Wachstum der Ratte. Biochem. Ztschr. 321. 1951. 302.

[3] KREIPE, H.: Die Fabrikation der Futterhefe und ihre Grundlagen. Arch. f. Tierernährung 1950. Nr. 1, S. 56.

[4] MANGOLD, E.: Wege zur Steigerung der Eiweißversorgung in der Tierernährung. Sitzungsber. d. Deutschen Akademie d. Wiss. Berlin 1951.

[5] MANGOLD, E., COLUMBUS, A., PEHAM, A.: Über die Verdaulichkeit und biologische Eiweißwertigkeit von frischer und konservierter Bierhefe, nach Versuchen an Schweinen und Wiederkäuern. Tierernährung 13, 1941, 189.

[6] MANGOLD, E. u. R. FANGAUF: Handbuch der Kaninchenfütterung. Neumann-Verlag, Radebeul u. Berlin 1949.

[7] MANGOLD, E., KIPP, H.: Über die Eignung von pflanzl., im Vergleich zum tierischen Eiweiß für die Kükenaufzucht, mit besonderer Berücksichtigung der Eiweißschlempeflocken nach FINK. Archiv f. Kleintierzucht, 3, 1942, 49.

[8] MANGOLD, E., STOTZ, H., COLUMBUS, A.: Versuche über Verdaulichkeit und biologische Eiweißwertigkeit der Pilzeiweißflocken nach H. FINK an Wiederkäuern und Schweinen. Forschungsdienst 10, 1940, 183.

[9] MOELLER, B.: Wie weit kommt die Futterhefe auch für die Geflügelhaltung in Frage? Geflügel-Börse 71. 1950 Nr. 16. S. 1.

[10] NEHRING, K., SCHRAMM, W.: Über die Verwertung der Brauereiabfallhefe. Zeitschr. f. Tierernähr. u. Futtermittelkde. 3. 1939. 97.

[11] NICKISCH, K.: Die Verdaulichkeit einiger Futtermittel beim Kaninchen. Arch. f. Tierernährung. 1. 1950. Nr. 2, S. 73.

[12] RICHTER, K. u. R. EHINGER: Der Futterwert von Sulfitablaugenhefe. Ztschr. f. Tierernähr. u. Futtermittelkde. 1, 1938, 235, 2. 1940, 1.

[13] RICHTER, K. u. H. GAFERT: Futterwert und Futterwirkung von getrockneter Sulfitablaugenhefe. Ztschr. f. Tierern. u. Futtermittelkde. 6. 1941, 79.

[14] RÖMER, R.: Die Fütterung des Geflügels. Verl. Fritz Pfenningstorff, Stuttgart-Berlin, 10. Aufl. 1950.

[15] SCHORMÜLLER, J.: Über die chemische Zusammensetzung von Zellstoffablaugen-Myzel. Ztschr. f. Lebensmitteluntersuchung u. -Forschung. 89. 1949, 481.

[16] SCHÜRCH, A.: Die theoretischen Grundlagen der Kaninchenfütterung. Schweizerische Landw. Monatshefte. 17. 1949. Nr. 2.

[17] SCHÜRCH, A.: Sulfitablaugenhefe als Zusatzfutter zu Haushaltungsabfällen in der Schweinemast. Hess, Bensheim, 1949.

[18] WOLFF, W.: Trockenhefe als wertvolles Eiweißfutter in der Schweinemast. Tierzucht 5, 1951, 127.

[19] ZIEGELMAYER, W.: Die Ernährung des deutschen Volkes. Verl. Th. Steinkopf, Dresden u. Leipzig 1947.

Gemeinschaftsarbeit des Instituts für Tierernährungslehre (Prof. Dr. Dr. Dr. h. c. E. MANGOLD) und des Instituts für Vorratspflege (Prof. Dr. W. ZIEGELMAYER †) der Humboldt-Universität Berlin.

W. ZIEGELMAYER †, A. COLUMBUS, W. KLAUSCH, R. WIESKE

EINFLUSS DER CARBOXYMETHYLCELLULOSE AUF DIE VERDAUUNG, NACH UNTERSUCHUNGEN AN RATTE, MENSCH UND KANINCHEN

Eigenschaften und Verwendungsmöglichkeiten der Celluloseglykolsäure

Cellulose, z. B. Sulfitcellulose läßt sich nach JANSEN [7] durch Mercerisierung mit 40% iger Natronlauge in Alkalicellulose überführen, und nach Weiterbehandlung mit Monochloressigsäure oder mit deren Natriumsalz erhält man das Natriumsalz der Celluloseglykolsäure bzw. Carboxymethylcellulose, das durch mehrmaliges Ausfällen mit Alkohol gereinigt werden kann, nach vereinfachter Gleichung:

$$\mathrm{Cell(OH)} + \mathrm{NaOH} + \mathrm{ClCH_2COONa} = \mathrm{Cell} - \mathrm{O} - \mathrm{CH_2COONa} + \mathrm{NaCl} + \mathrm{H_2O}\,.$$

Es handelt sich hierbei um das Salz einer Celluloseäthersäure. Die Ätherbildung erfolgt zwischen der Alkoholgruppe der Glykolsäure und einer Hydroxylgruppe der Cellulose, wobei die Verätherung einer Hydroxylgruppe des Glykoserestes zu folgender Konstitution führt:

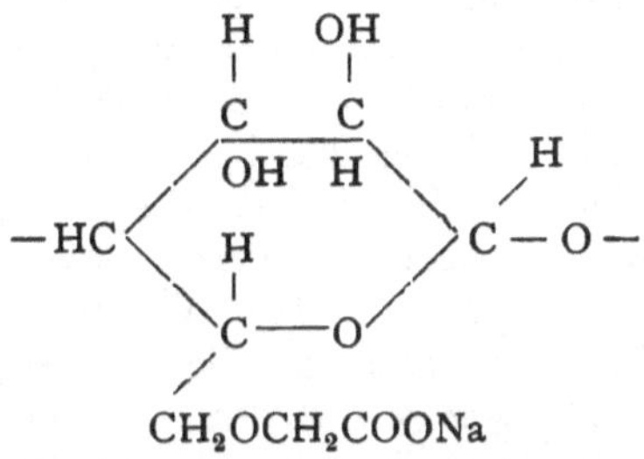

Je Glukoserest können maximal drei Carboxymethylgruppen eingeführt werden = Substitutionsgrad 3,0. Dieser liegt bei handelsüblichen Sorten zwischen 0,3 und 0,9 und nach J. K. CHOWDHURY's [1] Feststellung geht die Verbindung mit dem Substitutionsgrad 1,0 beim Trocknen unter Mitwirkung einer Hydroxylgruppe der Cellulose in ein Lacton über.

Die Eigenschaften der Carboxymethylcellulose stehen im Zusammenhang mit dem Substitutionsgrad, der Gleichmäßigkeit der Substitution und den Kettenlängen. Das hygroskopische, leicht wasserlösliche Natriumsalz bildet kolloidale Lösungen, deren Viskositätsgrad vom pH-Bereich abhängt. Das Maximum liegt bei pH = 6—9. Ferner nimmt die Viskosität mit steigender Konzentration stark zu. Diejenige einer 1,2% igen Lösung ist ungefähr doppelt so groß wie die einer 1% igen. Gemessen nach dem F. HÖPPLER-Verfahren [6], wobei dem zu untersuchenden Cellulosederivat als Materialkonstante die Viskosität einer 2% igen wäßrigen Lösung bei 20° Celsius in Centipoise zugrunde gelegt wird, liegen die Viskositätswerte für die gebräuchlichen Celluloseglykolsäureäther zwischen 10 und 1000 Centipoisen.

Carboxymethylcellulose wird als Natriumsalz großtechnisch in verschiedengradig verätherter Form hergestellt und kommt in den Handel unter dem Namen: Tylose/Relatin/Fondin/Ultraquellzellulose (Deutschland), Cellugel/Cellufix (Schweden), Cellofas (England) oder Glykocellon (Schweiz).

Diese wasserlöslichen Cellulosederivate haben Eigenschaften, die diejenigen von Agar-Agar, Tragant, Gummi arabicum oder Kirschgummi ähneln, weshalb sie u. a. als Emulgier- und Dispergiermittel auch in der Nahrungsmittelindustrie zur Anwendung gelangten, zum Teil auch als Austauschstoffe für Stärke, Dextrin, Gelatine. Gegenüber pflanzlichen Binde- und Verdickungsmitteln findet dabei keine Schimmelbildung oder Gärung statt.

Nach dem Lebensmittelgesetz § 5, Nr. 1 und § 20 vom Jahre 1936 war die Verwendung von Celluloseäthern zunächst verboten. Erst für die Dauer der Kriegswirtschaft trat insofern eine Auflockerung ein, als das celluloseglykolsaure Natrium bei der Herstellung von Speiseeis (0,6%), Salattunken (bis 1,5%), Aromen für Back- und Süßwaren, Fruchtpasten und Eisstoffen ohne Kenntlichmachung gestattet wurde.

In Anbetracht der unbegrenzten Verwendungsmöglichkeiten erschien es angebracht, die Unschädlichkeit oder die Beeinflussung des Verdauungsvorganges durch verwendbare Celluloseglykolsäure zu überprüfen.

Bekanntlich ist ein direkter enzymatischer Abbau der Cellulose, die als Grundsubstanz von Celluloseäther zu gelten hat, bisher nicht erwiesen, sondern nach unseren Erkenntnissen kann deren Aufspaltung indirekt symbiotisch nur durch Mikroorganismen geschehen, das heißt Bakterien sind imstande, Cellulose mittels Cellulase und Diastase bis zur Glukose aufzuspalten, wodurch die Zwischenprodukte auch durch den Fermentationsvorgang des tierischen Verdauungsapparates angegriffen werden können. Abgesehen von der umfangreichen und obligaten Bakterienflora der Wiederkäuervormägen spielt sich bei den übrigen Tierarten die bakterielle Cellulosespaltung hauptsächlich im Caecum und Colon ab, was A. SCHEUNERT bereits frühzeitig nachweisen konnte, indem er Preßsäfte aus dem Caecalinhalt vom Pferd, Schwein und Kaninchen auf Cellulose einwirken ließ [16].

Zweck der Celluloseaufspaltung ist die Freigabe der Netto-Energie zur Auswertung und zum anderen durch Auflösung des Zellengerüstes den Zelleninhalt den direkten Verdauungsfermenten besser zugänglich zu machen [10].

Nach den in vitro von E. MASSATSCH und H. STEUDEL [12] am Celluloseglykolat „Fondin" mit Pepsin und Pankreatin durchgeführten Verdaulichkeitsuntersuchungen stellte sich keine Veränderung des Präparates heraus, jedoch zeigte sich bei den von E. LETZIG [9] erweiterten Abbauversuchen mit Filtragol, einem pektinabbauenden Filtrationsenzym, ein rascher Abbau der wäßrigen Celluloseglykolat-Lösung. Das ließ sich durch einen starken Abfall der Viskosität nachweisen und dürfte auf eine den Enzympräparaten entstammende Cellulase zurückzuführen sein. Demnach ist anzunehmen, daß die wasserlöslichen Cellulosederivate nicht unverändert den Verdauungstraktus verlassen und unter Einwirkung der Cellulase der Darmbakterien zumindest ihre Dickflüssigkeit verlieren. Ein Abbau bis zu resorbierbaren, niedermolekularen Spaltprodukten ist allerdings ungeklärt. Das war auch aus den Versuchen von E. MASSATSCH/H. STEUDEL an zwei Hunden mit täglich 20 g verfüttertem Fondin, die der Grundnahrung Kartoffeln beigefügt wurden, zu ersehen. Im Gegenteil lag hierbei der Brennwert des Hauptfutterversuchkotes mit 375 Cal. gegenüber demjenigen des Grundfutterversuches mit 330 Cal. wesentlich höher, was wohl hinsichtlich der eiweißarmen Futterzusammenstellung durch eine Verdauungsdepression zu erklären ist. Ein Carnivoren-Versuchsobjekt erscheint allerdings wegen seiner belanglos geringen Bakterientätigkeit im Darmtraktus wenig geeignet, quantitative Abbaumöglichkeiten der Cellulosederivate durch den Verdauungsablauf zu erfassen. Deshalb erschien es angebracht, die Verdaulichkeit der Carboxymethylcellulose oder deren Einflüsse auf die Verdaulichkeit der Grundnahrung auf neuem Wege zu ermitteln, wobei als Omnivorentypen Ratte und Mensch und als Herbivoren das Kaninchen die Versuchsobjekte darstellen. Die durchgeführten Versuche werden nach folgender Gliederung besprochen:

1. Versuchsverfahren und quantitative Bestimmung der Celluloseglykolsäure.
2. Wachstumsversuche an Ratten.
3. Verdaulichkeitsversuche an Ratten.
4. Verdaulichkeitsversuche an Kaninchen.
5. Verdaulichkeitsversuche an Menschen.

Versuchsverfahren:

Zur Feststellung, ob eine Einwirkung der Celluloseglykolsäure auf die Condition stattfindet, wurde einleitend in einfachen Aufzuchtkäfigen ein Fütterungsversuch an wachsenden Albino-Ratten durchgeführt, mit einer Kontrollgruppe und einer Versuchsgruppe, die zum gleichen Futter noch eine Zulage von rd. 14% des Versuchspräparates erhielt. Ratten erschienen uns für Testversuche besonders geeignet, da ihr Verdauungsvermögen demjenigen des Menschen entspricht.

Parallel begannen mit Wurfgeschwistern entsprechende Verdaulichkeitsversuche nach dem üblichen Differenzverfahren. Da das Versuchsmaterial eiweißfrei ist, wurde zur Vermeidung einer Verdauungsdepression ein Grundfutter mit engem Nährstoffverhältnis = 1 : 5,4 gewählt, das im Probefutterversuch im höchsten Falle über 1 : 6,5 nicht hinausging.

Die Hauptversuchsdauer erstreckte sich jeweils auf 10 Tage, während die Vorfütterungsperiode in Anbetracht der kurzen Durchgangszeit [11] auf 5 Tage beschränkt blieb. In den Probeversuchsperioden erfolgte die Beigabe von celluloseglykolsaurem Natrium bzw. „Cellugel", wofür verschiedene Sorten der Svenska Cellulosa Aktiebolaget zur Verfügung standen. Grund- und Probefutter wurden fein gemahlen und nach Probeentnahme zur Analyse homogen für sämtliche Versuchsperioden gleichzeitig eingewogen. Die einzelnen Versuchsperioden wurden in den von A. COLUMBUS konstruierten Stoffwechselkäfigen [2] durchgeführt. Diese erwiesen sich auch für Verdaulichkeitsversuche bei Ratten als geeignet. Die gesamten Futterrationen wurden restlos aufgenommen, und eine sonst bei Versuchsratten übliche Futterzerstreuung fand nicht statt. Somit konnten gleichverlaufende Serienversuche vorgenommen werden.

Nach gleichem Prinzip und mit gleichem Versuchsmaterial fanden Verdaulichkeitsversuche an Kaninchen in den im Institut für Tierernährungslehre gebräuchlichen Stoffwechselkäfigen statt.

Analog wurden entsprechende Selbstversuche am Menschen angegliedert. Hierbei wurde eine rohfaserarme, nach SCHMIDT/STRASSBURGER [4] modifizierte Grundkost zusammengestellt. Deren Aufnahme erstreckte sich auf 7 Tage, wobei die Faeces in den letzten 4 Tagen in Wattegläsern gesammelt wurden. Das Gleiche gilt für den Probeversuch mit einer Zugabe von 20 bzw. 30 g Cellugel (Standard) täglich. In allen Fällen wurde der Kot restlos 48 Stunden bei 65° getrocknet, pulverisiert und analysiert nach dem üblichen Verfahren.

Methodik zur quantitativen Bestimmung der Celluloseglykolsäure

Vorwegnehmend sei darauf hingewiesen, daß die erhöhte Ausscheidung an N-freien Extraktstoffen im Probeversuchskot, verglichen mit der Menge der gleichen Substanz im Grundversuchskot, dem wiederausgeschiedenen Cellugel zuzuschreiben ist; denn das Cellugel wird nach der angewandten, konventionellen Weender-Analyse nicht als Rohfaser, sondern durch die schematische Berechnung als N-freier Extraktstoff erfaßt. Damit läßt sich aber auf keinen Fall erkennen, wieweit in den Probeversuchen die Resorption der Kohlenhydrate des Grundfutters durch Cellugelbeigabe positiv oder negativ beeinflußt werden kann und, ob das Cellugel teilweise selbst zur Resorption gelangt. Deshalb erschien es erforderlich, auch eine quantitative Bestimmung des Cellugels im Kot vorzunehmen.

Zur quantitativen Bestimmung der Celluloseglykolsäure dienen gebräuchliche Fällungsverfahren und zwar flockiges Ausfällen der freien Säure z. B. durch Kupfersalze nach C. GRIEBEL [3] oder nach R. NEU [14] durch eine langkettige quartäre Ammoniumbase Dimethylalkylbenzylammoniumchlorid (Zephirol). Zur quantitativen Cellugelbestimmung im Kot sind diese Fällungsreaktionen jedoch nicht geeignet, da die Abwesenheit von Störungssubstanzen vorauszusetzen ist, was im Kot nicht der Fall ist. So kann mit Kupfersulfat z. B. eine Eiweißfällung parallel gehen. Das Gleiche gilt für die Abscheidung der freien Säure durch Mineralsäuren, zusammen mit Kieselsäure nach A. HINTERMAIER [5] oder Alkohol. Der Niederschlag wird abgesaugt, getrocknet und verascht. Die Gewichtsdifferenz gibt den Cellugelgehalt an. Diese Verfahren bewirken allerdings gleichfalls die Mitfällung anderer organischer Substanzen. Das ebenfalls von A. HINTERMAIER empfohlene colorimetrische Verfahren, das auf Bildung eines blaustichig roten Farbstoffes mit α-Naphthol-Schwefelsäure beruht, kann zwar auch nur bei Abwesenheit anderer Kohlenhydratstoffe angewandt werden und stellt eine Modifikation der MOLISCH-UDRANSKY'schen Reaktion auf Kohlenhydrate dar [13]. Wir entschlossen uns, dieses colorimetrische Verfahren in abgeänderter Form anzuwenden. Da der Kot nach den Untersuchungen von W. KÜTSCHBACH [8] auf Grund des Resorptionsvorganges im allgemeinen frei von wasserlöslichen Kohlenhydraten ist, gelang die Cellugel-Abtrennung durch Extraktion mit kaltem Wasser. Dann wurde ein aliquoter Teil dieser Lösung mit konzentrierter Schwefelsäure und einer 2%igen alkoholischen α-Naphthollösung versetzt. Die Auswertung der erzielten Rotviolettfärbung erfolgte spektralphotometrisch mit einem Pulfrich-Photometer. Mittels einer meßbar veränderlichen Lichtschwächungseinrichtung (Blendenphotometer) ermittelt man die Extinktion E der Lösung, welche nach dem LAMBERT-BEER'schen Absorptionsgesetz der Schichtdicke, und bei gleicher Schichtdicke der Konzentration direkt proportional ist.

Da die Meßtrommel des Photometers nur eine Intensitätsteilung (Durchlässigkeit D in %) trug, wurde die Extinktion aus der Formel $E = 2 - \lg D$ errechnet.

Zur Aussonderung eines annähernd monochromatischen Bereichs aus dem kontinuierlichen Spektrum der Glühbirne wurde das Spektralfilter gewählt, für das sich die größte Absorption ergab.

Die gesuchte Konzentration wird einer Eichkurve entnommen. Diese erhält man, wenn man steigende Mengen Natriumcellulloseglykolat einwiegt, in Wasser löst und einen aliquoten Teil genau so behandelt, wie bei der eigentlichen Bestimmung.

Bei der Verwendung der Filter S 53 (Maximum der Absorption bei 5290 AE) und S 50 (Maximum der Absorption bei 4900 AE) und einer Konzentration der verwendeten Sorte Cellugel 00 von 0,2 bis 1,4 mg/ccm ergaben sich die in Tabelle 1 zusammengestellten Werte für die Durchlässigkeit D als Mittelwert aus vier Ablesungen und die Extinktion E, berechnet nach $E = 2 - \lg D$.

Tabelle 1. *Eichwerte für die photometrische Bestimmung.*

Cellugel 00	Filter S 50		Filter S 53	
(mg)	$\overline{D}$ (%)	$E=2-\log\overline{D}$	$\overline{D}$ (%)	$E=2-\log\overline{D}$
0,2	82,3	0,0845	56,5	0,248
0,4	62,5	0,2045	33,6	0,474
0,6	51,3	0,290	18,6	0,731
0,8	40,25	0,3955	11,2	0,951
1,0	30,0	0,523	6,1	1,215
1,4	20,6	0,686	2,0	1,699

Trägt man die Konzentration in Abhängigkeit von der Durchlässigkeit und die Extinktion in Abhängigkeit von der Konzentration auf, so erhält man die Eichkurven in Figur 2 und 1. Da die Kurve der Figur 1 eine gerade Linie darstellt, folgt die Farbreaktion dem BEER'schen Gesetz.

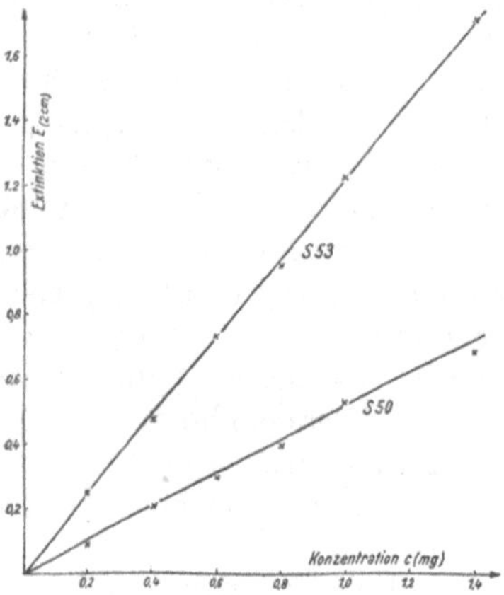

Fig. 1. Eichkurven für die photometrische Cellugel-Bestimmung. E = f (c)

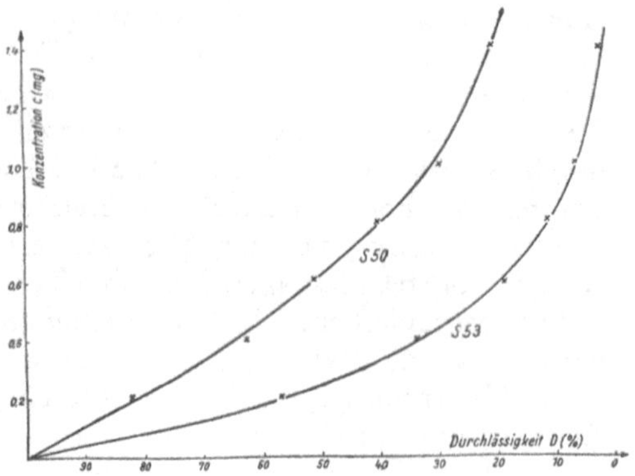

Fig. 2. Eichkurven für die photometrische Cellugel-Bestimmung. c = f (D)

Arbeitsvorschrift:

Man gibt eine Lösungsmenge, welche 0,3 bis 1,0 mg celluloseglykolsaures Natrium enthält, in ein Bechergläschen. Dazu fügt man unter Kühlung 20 ccm konzentrierte Schwefelsäure und anschließend 1 ccm einer frisch bereiteten 2% igen alkoholischen α-Naphthollösung. Durch öfteres Umrühren mit einem Glasstab erhält man eine gleichmäßige Verteilung der Analysensubstanz in der Schwefelsäure. Nach zweistündigem Stehen wird die rotviolette Lösung in eine Küvette gefüllt (Schichtdicke 2 cm) und die Absorption im Pulfrich-Photometer gemessen.

Als Kompensations- oder Vergleichslösung dient eine Lösung von 1 ccm α-Naphthollösung in 20 ccm Schwefelsäure unter Zusatz des gleichen Volumens Wasser, wie es die zu messende Lösung enthält. Es ist empfehlenswert, bei der Aufstellung der Eichkurve und der Hauptmessung dieselbe Kompensationslösung zu verwenden. Messungen der Absorption der Vergleichslösung gegenüber reinem Wasser zeigten, daß innerhalb vier Stunden nach Hervorrufen der Färbung keine wesentliche Farbänderung eingetreten war. Die Bereitung einer neuen Vergleichslösung hat unter Verwendung derselben Schwefelsäure zu erfolgen wie sie bei Aufstellung der Eichkurve benutzt wurde, da die Qualität der Schwefelsäure großen Einfluß auf die Farbintensität hat.

Die Fehlerbreite der Methode liegt bei etwa $\pm$ 4—5%.

Wachstumsversuch an Ratten

Es sollte festgestellt werden, ob in überaus großer Dosis verabreicht, durch Cellugel Gesundheitsstörungen in Erscheinung treten. Deshalb kamen 6 Wurfgeschwister im intensiven Wachstumsintervall (7 Wochen alt) in den Versuch. Drei dienten als Vergleichsgruppe und erhielten täglich 8 g Haferflocken und 4 g Milchpulver, während die drei anderen als Versuchstiere noch eine Zulage von 2 g Cellugel (Standard) = 14% des Gesamtfutters bekamen. Eine Auswahl der Futterteile war nicht möglich, da die Rationen mit heißem Wasser angerührt, einen homogenen Brei darstellten. Nach 4 Wochen wurden diese Rationen auf Grund des angestiegenen Futterbedarfes um 25% erhöht. Futter- und Wasseraufnahme war bei beiden Gruppen gleichmäßig. Lediglich der Kot der Versuchstiere zeigte die Cellugel-Quellform. Wie aus Figur 3 hervorgeht, nahmen die Versuchstiere der beiden Gruppen gleichmäßig zu. Das Anfangsgewicht betrug ⌀ 73,5 und 79,5 g und demgegenüber das Endgewicht nach 5 Wochen 155,2 und 155,7 g. Das Fell blieb glatt, weich und glänzend.

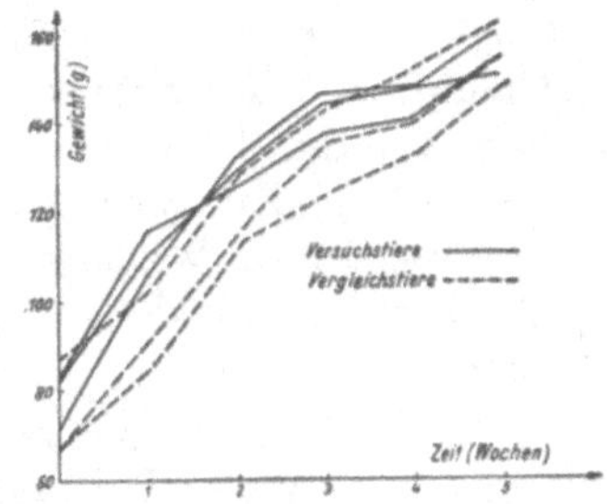

Fig. 3

Selbst bei hoher Gabe waren Wachstumshemmungen oder Gesundheitsstörungen nicht festzustellen.

Verdaulichkeitsversuche an Ratten

Bei den Untersuchungen über das Verhalten des Cellugels im Verdauungsvorgang der Ratte sind folgende Gesichtspunkte von Bedeutung: a) In welchem Maße erscheint das aufgenommene Cellugel in den Faeces wieder? b) Wieweit beeinflußt es die Ausnutzung der anderen Nährstoffe? Es wurden sechs genügend ausgewachsene etwa 16 Wochen alte Albinoratten eines Wurfes in den Versuch genommen und nach der üblichen Methodik für Verdaulichkeitsversuche ein Grundfutter- und drei Probefutterversuche mit steigender Zulage an celluloseglykolsaurem Natrium durchgeführt. Die Ratten erhielten im Grundfutterversuch G pro Tag 8 g gemahlene Haferflocken und 4 g Milchpulver, im Probefutterversuch A zum gleichen Grundfutter eine Zulage von täglich 2 g Cellugel 00 (14,29% der gesamten Futtersubstanz), im Probefutterversuch B zum um 50% erhöhten Grundfutter (12 g Haferflocken, 6 g Milchpulver), 2 g Cellugel FF 500 (10%) und im Probefutterversuch C zum normalen Grundfutter eine Zulage von 0,63 g Cellugel FF 100 pro Tag, was einer Zugabe von 5% der gesamten Futtersubstanz entspricht. Das Futter wurde für den Versuch G im Futternapf gemischt und mit 10 ccm heißem Wasser verrührt. In den anschließenden Probefutterversuchen erfolgte die Herstellung eines homogenen Futterbreies derart, daß das Cellulosederivat mit etwa 20 ccm heißem Wasser im Futterbehälter verrührt und die übrigen Futtermittel hinzugemischt wurden. In allen Versuchen erhielten die Ratten die tägliche Ration in zwei Gaben morgens und abends, außerdem Wasser ad libitum.

Im zuletzt angestellten Versuch B (10%ige Zulage an Cellugel) mußte die Grundfutterration um 50% erhöht werden, da infolge des Wachstums der Futterbedarf der Ratten gestiegen war.

Obwohl zwischen den einzelnen Fütterungsperioden nur drei, acht und zehn Tage Ruhepause lagen, überstanden alle sechs Ratten die Versuche in bester Condition. Die Rationen wurden in sämtlichen Perioden restlos aufgefressen. Der Kot der Tiere war bei der Fütterung mit Cellugelzulage etwas weicher als im Grundfutterversuch und zeigte die bekannten Quellformen der Celluloseglykolsäure. Wägungen, die bei Beginn und Ende jeder Fütterungsperiode durchgeführt wurden, zeigten eine normale Gewichtszunahme der Versuchstiere.

Durchschnittlich nahmen die Versuchstiere in den 11 Versuchswochen von 160—255 g zu. Lediglich im Versuch C trat infolge des mit Gewichtszunahme ansteigenden Futterbedarfes eine Stockung ein, weshalb für Versuch B eine partielle Erhöhung der Ration vorgenommen wurde.

Tabelle 2. *Nährstoffgehalt.*

Futtermittel	Trock.-Subst. %	Roh-asche %	Organ. Subst. %	Roh-protein %	Roh-fett %	Roh-faser %	N.-freie Extr.-Stoffe %
Milchpulver . .	92,32	8,56	83,76	26,63	1,76	—	55,37
Haferflocken . .	90,14	1,74	88,40	10,49	7,05	0,91	69,95

Cellugel Sorte	Subst. Grad	Viskos. 2 % abs. tr.	Trock.-Subst. %	Organ. Subst. %	Roh-faser (Weender) %	Roh-fett %	N-freie Extr.-Stoffe %	Cell. abs. tr. %	Cell. ungetr. %
00	0,71	33	83,45	69,93	1,50	0,22	68,21	96,1	79,6
FF 500	0,78	524	85,89	70,40	1,78	—	68,62	95,7	81,6
FF 100	0,73	150	81,27	66,99	1,36	0,26	65,37	96,5	77,8
Standard	0,59	2290	84,56	69,76	1,64	—	68,12	94,8	81,8

Tabelle 3. *Nährstoffgehalt im Grund- und Gesamtfutter je Tier und 10 Tage.*

Versuchs-Periode	Futtermittel g	Trock.-Subst. g	Organ. Subst. g	Roh-protein g	Roh-fett g	Roh-faser g	N-freie Extr.-Stoffe g
G	80 g Haferflocken 40 g Milchpulver	108,87	104,06	19,02	6,32	0,728	77,99
A	80 g Haferflocken 40 g Milchpulver 20 g Cellugel 00	125,56	118,05	19,02	6,37	1,028	91,64
B	120 g Haferflocken 60 g Milchpulver 20 g Cell FF 500	180,49	170,17	28,53	9,48	1,448	130,71
C	80 g Haferflocken 40 g Milchpulver 6,3 g Cell FF 100	113,99	108,28	19,02	6,34	0,814	82,11

Von je 10 Tagen der vier Hauptfütterungsperioden wurde der Kot gesammelt und nach dem Trocknen und Mahlen analysiert. Vorausgegangen sind die üblichen Futtermittelanalysen (s. Tab. 2).

Die aufgenommenen Nährstoffmengen der einzelnen Versuchsperioden sind aus Tabelle 3 zu ersehen.

Wie aus Tab. 2 und 3 ersichtlich, erscheint das Cellugel bei der konventionellen Nährstoffanalyse hauptsächlich als sogenannter N-freier Extraktstoff, da es nur unbedeutende Mengen an „Rohfaser" und „Rohfett" aufweist. Das kommt auch in der Zusammensetzung des Kotes insofern zum Ausdruck, als in den einzelnen Versuchsperioden die resorbierten Mengen an N-freien Extraktstoffen vergleichsweise gleich hoch erscheinen oder anders ausgedrückt, daß die Menge der N-freien Extr. in den Faeces der Probefutterversuche gegenüber dem Gehalt im Grundfutter annähernd genau um den Gehalt des zugelegten Cellugels an „N-fr. Extr." vermehrt ist (s. Tab. 4).

Zu a) Unter Berücksichtigung der jedem biologischen Versuche anhaftenden Schwankungsbreite und etwaiger Depressionserscheinungen bedeuten diese Ergebnisse, daß die zugeführte Cellugelmenge fast restlos wieder zur Ausscheidung gelangte, und demgemäß eine sinkende Tendenz der Verdauungsquotienten entsprechend der Höhe der Cellugelgabe zu ermitteln war (Tab. 4).

Eine präzisere Lösung der Fragestellung unter a) brachte die Anwendung des auf S. 37 ff. behandelten colorimetrischen Verfahrens zur quantitativen Bestimmung der Celluloseglykolsäure in den Faeces.

Die wäßrigen Kotauszüge wurden nach der dort gegebenen Vorschrift bereitet, indem je 1 g lufttrockener analysenfein gemahlener Kot der Versuchstiere in einem 1000 ccm-Meßkolben durch mehrtägiges Stehenlassen und häufiges Umschütteln gelöst und vom Unlöslichen abfiltriert wurden. Zur colorimetrischen Bestimmung diente 1 ccm dieser Lösung, was der in der Vorschrift angegebenen Konzentration entspricht. Obwohl eine Prüfung sämtlicher Kotauszüge mit FEHLINGscher und LUGOLscher Lösung ergab, daß keine wasserlöslichen reduzierende Zucker und Stärke im Kot vorhanden waren, trat bei der Messung des Grundkotes dennoch ein geringer Blindwert auf, der durch gewisse Fremdfärbungen hervorgerufen wurde. Zur Berechnung der ausgeschiedenen Mengen an Natriumcelluloseglykolat (Cell.) wurde folgendermaßen verfahren (Tab. 5): Aus je vier abgelesenen Werten der Durchlässigkeit (D) wurde der Mittelwert gebildet und mit Hilfe der Eichkurve für Filter S 50 aus Figur 2 die dazugehörigen Konzentrationen an Cellugel abgelesen. Das Filter S 50 wurde gewählt, da hier der oben erwähnte Blindwert am geringsten in Erscheinung trat. Durch Multiplikation des aus der Eichkurve entnommenen Wertes mit 1000 ergibt sich der Gehalt an Cellugel in 1 g Kot und daraus die Menge im Gesamtkot. Um die tatsächliche Menge des ausgeschiedenen Cellulosederivates (Cell. korr.) zu erhalten, muß man noch den Blindwert des Grundfutterkotes G von den in den Versuchen A, B und C erhaltenen Werten abziehen.

Tabelle 4. *Kotmenge = Zusammensetzung und Verdaulichkeit.*

Ratte Nr.		17	20	22	23	26	27
Kotmenge/g: (lufttrocken) von 10 Tagen	G	9,55	9,76	9,2	11,68	9,55	8,9
	A	28,72	28,14	33,58	29,93	30,07	33,33
	B	34,15	32,9	36,19	33,62	35,52	33,32
	C	15,27	13,35	16,5	13,8	13,74	13,47
Trockensubstanz/g: u. *VQ.* i. %	G	8,67	8,92	8,43	10,58	8,66	8,02
		92,04	*91,81*	*92,3*	*90,28*	*92,15*	*92,63*
	A	26,37	25,67	30,22	27,3	27,17	29,9
		79,0	*79,55*	*75,93*	*78,26*	*78,36*	*76,19*
	B	30,97	30,69	33,74	31,18	32,95	31,02
		82,84	*82,98*	*81,38*	*82,72*	*81,74*	*82,77*
	C	13,8	11,97	14,89	12,47	12,41	12,13
		87,9	*89,5*	*86,94*	*89,06*	*89,1*	*89,36*
Organ. Subst./g: u. *VQ.* i. %	G	7,06	7,42	6,93	8,78	7,06	6,48
		93,22	*92,87*	*93,34*	*91,56*	*93,22*	*93,77*
	A	23,12	22,58	26,35	24,0	23,72	26,57
		80,41	*80,87*	*77,68*	*79,67*	*79,91*	*77,49*
	B	27,0	27,17	30,19	27,58	29,21	27,59
		84,15	*84,01*	*82,26*	*83,78*	*82,83*	*83,98*
	C	11,9	10,28	13,03	10,84	10,74	10,53
		89,01	*90,51*	*87,97*	*89,99*	*90,08*	*90,28*
Rohprotein/g: u. *VQ.* i. %	G	2,74	3,04	2,37	3,59	2,77	2,37
		85,58	*84,02*	*87,54*	*81,11*	*85,44*	*87,54*
	A	4,69	4,46	5,94	4,81	4,76	5,84
		75,35	*76,58*	*68,78*	*74,72*	*74,99*	*69,28*
	B	7,88	8,1	9,03	7,65	8,9	7,58
		72,33	*71,61*	*68,36*	*73,18*	*68,81*	*73,42*
	C	3,64	3,12	4,46	3,58	3,11	3,5
		80,85	*81,67*	*76,53*	*81,17*	*83,64*	*81,62*
Rohfett/g: u. *VQ.* i. %	G	0,62	0,66	0,7	0,87	0,68	0,59
		90,21	*89,58*	*88,99*	*86,27*	*89,25*	*90,72*
	A	0,97	0,95	1,0	0,93	0,98	1,11
		84,75	*85,15*	*84,28*	*85,38*	*84,56*	*82,62*
	B	1,85	1,5	1,43	1,68	1,29	1,28
		80,48	*84,18*	*84,88*	*82,24*	*86,44*	*86,5*
	C	0,81	0,63	1,22	0,9	0,86	0,92
		87,19	*90,06*	*80,76*	*85,85*	*86,37*	*85,5*
Rohfaser/g: u. *VQ.* i. %	G	0,69	0,68	0,7	0,74	0,71	0,71
		5,77	*6,87*	*3,02*	—	*2,34*	*1,9*
	A	0,99	1,24	1,2	1,1	1,5	1,2
		3,6	—	—	—	—	—
	B	1,02	1,23	1,68	1,13	1,1	1,42
		29,7	*15,26*	—	*21,96*	*24,03*	*1,93*
	C	0,95	0,76	1,01	0,62	0,65	0,83
		—	*6,02*	—	*23,22*	*19,66*	—
N-freie Extr.-St./g: u. *VQ.* i. %	G	3,01	3,04	3,16	3,57	2,9	2,81
		96,14	*96,1*	*95,95*	*95,42*	*96,28*	*96,4*
	A	16,47	15,93	18,21	16,85	16,5	18,37
		82,03	*82,61*	*80,13*	*81,61*	*81,99*	*79,95*
	B	16,2	16,89	17,05	17,11	17,93	17,3
		87,61	*87,08*	*86,95*	*86,91*	*86,28*	*86,75*
	C	6,5	5,76	6,34	5,74	6,11	5,28
		92,08	*92,98*	*92,28*	*93,01*	*92,56*	*93,57*

Tabelle 5. *Photometrische Bestimmung des Cellugel im Rattenkot.*

	Ratte Nr.	D (Teilstr.)	Extinktion	Cell. in 1 g Kot (g)	Cell. im Gesamtkot (g)	Cell. korr. (g)
Grundfutter:	17	91,8	0,037	0,087	0,83	—
	20	87,0	0,061	0,137	1,34	—
	22	90,2	0,045	0,102	0,94	—
	23	92,8	0,033	0,076	0,89	—
	26	93,1	0,0315	0,073	0,70	—
	27	91,1	0,0405	0,093	0,83	—
Probefutter A:	17	43,6	0,361	0,728	20,88	20,05
	20	43,2	0,365	0,737	20,77	19,43
enthält 20 g	22	48,0	0,319	0,648	21,77	20,83
Cellugel 00	23	47,25	0,3255	0,660	19,75	18,86
	26	44,5	0,352	0,714	21,53	20,83
	27	52,1	0,283	0,582	19,37	18,54
					Mittelwert:	19,76
Probefutter B:	17	51,3	0,290	0,593	20,31	19,48
	20	47,2	0,326	0,663	21,82	20,48
enthält 20 g	22	51,0	0,292	0,600	21,75	20,81
Cellugel FF 500	23	50,9	0,293	0,602	20,24	19,35
= 20,5 g	26	53,25	0,274	0,567	20,14	19,44
Cellugel 00	27	51,3	0,290	0,593	19,73	18,90
					Mittelwert:	19,74
Probefutter C:	17	63,5	0,1975	0,410	6,26	5,43
	20	48,8	0,312	0,632	8,44	7,10
enthält 6,3 g	22	57,25	0,242	0,505	8,33	7,39
Cellugel FF 100	23	57,3	0,242	0,503	6.93	6,04
= 6,15 g	26	51,2	0,290	0,596	8,20	7,50
Cellugel 00	27	54,0	0,268	0,554	7,46	6,67
					Mittelwert:	6,68

Es wurden also prozentual folgende Anteile Cellugel ausgeschieden:

Versuch A (mit 14,29% Cellugel) 98,80%
„ B (10 % „) 96,30%
„ C (5 % „) . . . . . . 100,0 %

Auch hieraus ergibt sich, daß Cellugel den Verdauungstraktus der Ratte unverändert passiert. Dieses Ergebnis steht in Übereinstimmung mit der Tatsache, daß die omnivore Ratte praktisch nicht in der Lage ist, Cellulose zu verdauen. Die Wasserlöslichkeit des Derivates bietet demnach in diesem Falle keinen Vorteil gegenüber den bakteriellen Verdauungsvorgängen bei den Herbivoren.

Zur Beantwortung der Fragestellung unter b) wurde an Hand der Tabellen 3 und 4 die negative oder positive Beeinflussung der Nährstoff-Verdaulichkeit des Grundfutters bei verschiedenem Gehalt an Cellugel errechnet. Hierzu wurde die Differenz der verdauten Mengen der einzelnen Nährstoffe des Grundfutter- und des jeweiligen Probefutterversuchs ermittelt.

Zusammenfassend ergeben sich als Durchschnittswerte von sechs Ratten folgende Einflüsse auf die Verdauungsquotienten der Nährstoffe des Grundfutters (Fig. 4):

Tabelle 6. *Änderung der V.Q. der Nährstoffe.*

Versuch	Trocksubst.	Organ. Subst.	Rohprotein	Rohfett	Rohfaser	N-freie Extr.-Stoffe
A	— 1,75	— 2,63	— 11,93	— 4,08	— 1,75	— 0,33
B	— 0,70	— 1,82	— 19,10	— 5,11	+ 12,98	+ 0,97
C	+ 0,95	+ 0,27	— 3,98	— 2,30	+ 5,16	+ 1,52

Hieraus folgt eine scheinbare Verdauungsdepression von Rohprotein und Rohfett, die eng gekoppelt ist mit der Zunahme an Cellugel.

Die höhere Depression beim Versuch B (10% Cellugel) gegenüber Versuch A (14,29%) ist wohl erklärbar durch die höhere Viskosität der dort verfütterten Sorte Cellugel FF 500. Jedoch ist es unwahrscheinlich, daß der enzymatische Verdauungsprozeß gestört ist, da die resorbierten Mengen der N-freien Extraktstoffe nicht abgesunken sind, zumal das Nährstoffverhältnis recht eng lag. Die Berücksichtigung der Erhöhung des Darmverlust-N und Darmfettverlustes aus dem Tierkörper selbst, was man allgemein einer Erhöhung der verfütterten Trockensubstanzmenge zuschreibt, korrigierte die auftretende Verdauungsdepression für Rohprotein und Rohfett unwesentlich. Wenn man nach MITCHELL den Darmverlust-N pro 100 g verfütterte Trockensubstanz mit 0,2 g ansetzt, ergeben sich für die einzelnen Versuche folgende Depressionen in g und % für Rohprotein:

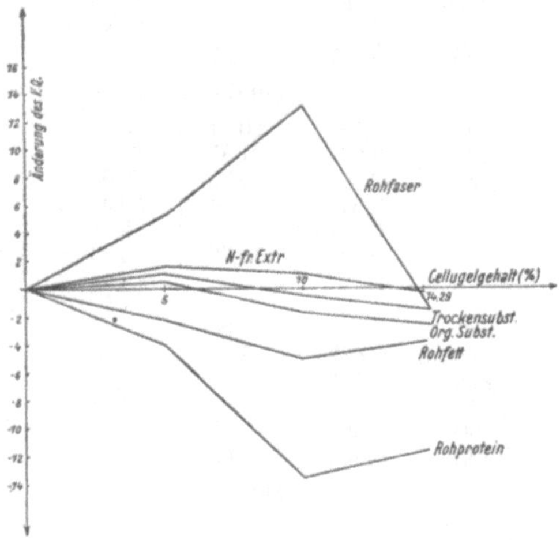

Fig. 4. Positiver oder negativer Einfluß auf die Verdauungsquotienten des Grundfutters bei verschiedenem Gehalt an Cellugel

Versuch	A	B	C
Scheinbare Depr. (g)	2,27	5,45	0,76
Darmverl.-N x 6,25 (g)	0,20	0,89	0,06
Korr. Einfluß (g)	2,07	4,56	0,70
Wahre Änderung der VQ	— 10,88	— 15,98	— 3,67

Während anzunehmen ist, daß der Anteil der Depression, der durch den Darmverlust-N, also durch Abschilferung der Epithelien der Darmwand, Bakterienleiber, Verdauungssekrete usw. hervorgerufen wird, einem Grenzwert zustrebt, ist es eine bestätigte Tatsache, daß eine Erhöhung des Rohfasergehaltes des Gesamtfutters (obwohl Cellugel sehr wenig Rohfaser nach dem Weender Verfahren enthält, kann man es doch in physiologischer Hinsicht gleich der Rohfaser als sogen. Ballaststoff bezeichnen), eine Herabsetzung der VQ für die übrigen Nährstoffe zur Folge hat. Man kann sich das folgendermaßen erklären. Bei höherem Rohfaser-(Cellugel)gehalt ist die Durchgangszeit des Futters verkürzt, den Fermenten und Bakterien steht eine kürzere, nicht mehr ganz ausreichende Einwirkungszeit zur Verfügung. Außerdem werden vielleicht die Nährstoffe des pflanzlichen Zellinhalts durch die Umhüllung durch Cellugel (zumal bei höher viskosen Sorten) geschützt und weniger gut verdaut.

Zu bedenken ist, daß diese schlechtere Ausnutzung der Nährstoffe (Rohprotein und Rohfett) bei sehr hohen Gaben von Cellugel erhalten wurde, wie sie in der Lebensmittelindustrie nicht angewandt werden. Die Grenze der noch vertretbaren Depression wird nach unseren Schätzungen bei 3—5% Cellugelgehalt liegen, wie aus Versuch C zu ersehen ist. Genauere Angaben müßten durch weitere Versuchsreihen mit verschiedenem Gehalt an Cellugel in dessen Einwirkung auf die isolierten Nährstoffgruppen nach einem neuen Verfahren zu erzielen sein.

Verdaulichkeitsversuche an Kaninchen

Die Verdaulichkeitsversuche an Kaninchen wurden in der Erwartung ausgeführt, daß Cellugel ähnlich wie die Rohfaser im Caecum und Colon der Herbivoren weitgehend bakteriell aufgeschlossen wird.

Es wurden 3 ausgewachsene 7 Mon. alte silbergraue Kaninchen nach dem gleichen Verfahren und mit steigenden Cellugelgaben in den Versuch genommen.

Die Kaninchen erhielten im Grundfutterversuch G pro Tag 60 g Trockenkartoffelgrieß, der mit Wasser aufgekocht wurde, 25 g Erbsenschrot und 25 g gemahlenes Wiesenheu, im Probeversuch A zum gleichen Grundfutter zusätzlich pro Tag 11 g Cellugel Standard (9,09%) und im Hauptversuch B pro Tag zusätzlich 5,5 g Cellugel Standard (4,76%). Das Cellugel wurde mit Wasser aufgekocht und in die siedende Lösung Kartoffelgrieß bis zum Aufquellen eingerührt. Nach dem Abkühlen wurden die restlichen Futtermittel hinzugemischt. Rein äußerlich und geruchsmäßig war das Hauptfutter von dem Grundfutter nicht zu unterscheiden. Während der beiden 15 tägigen Futterperioden (5 Tage Vorfütterung, 10 Tage Hauptfütterung) fraßen die Kaninchen Nr. 39 und 40 mit großem Behagen, ohne Hinterlassung eines Futterrestes, während Nr. 37 geringe Freßlust zeigte und einen geringen Futterrest (auch schon im Grundfutter) übrig ließ, welcher analysiert wurde und von der verfütterten Gesamtmenge abgezogen wurde.

Der Gesundheitszustand war über die ganze Versuchszeit ohne Beanstandung, die geringe Gewichtsabnahme um durchschnittlich 100 g lag durchaus im Rahmen der sonst bei Verdaulichkeitsversuchen auftretenden Größenordnung. Die Form und Konsistenz des Hauptfutterkotes, was durch die bei Kaninchen häufig auftretenden individuellen Unterschiede zu erklären ist, zeigte außer bei Nr. 37 keine Unterschiede gegenüber dem Grundfutterkot.

Der Kot von je 10 Tagen der Hauptperioden wurde gesammelt, getrocknet, gewogen und nach dem Mahlen mit einem 1 mm-Sieb analysiert. Mit dem Futterrestgemisch (außerdem waren 12,66 g Heu übrig geblieben) von Kaninchen Nr. 37 wurde genau so verfahren. Tab. 8 gibt die aufgenommenen Nährstoffmengen, deren quantitative Ausscheidung im Kot und die V.Q. wieder.

Tabelle 7.

Futtermittel	Trock-Subst. %	Roh-asche %	Organ. Subst. %	Roh-protein %	Roh-fett %	Roh-faser %	N-freie Extr.-Stoffe %
Trockenkartoffelgrieß .	89,05	2,83	86,22	4,375	1,49	1,58	78,77
Erbsenschrot	89,10	2,97	86,13	21,88	1,35	5,08	57,82
Wiesenheu gem. . . .	91,07	9,24	81,83	11,97	2,63	23,16	44,07

Tabelle 8. *Nährstoffaufnahme, -ausscheidung und Verdauungsquotienten.*

Tier-Nr.		Ver-suche	Trocken-substanz	Organ. Substanz	Roh-protein	Roh-fett	Roh-faser	N-freie Extr.
37	*Nährstoffaufnahme* in 10 Tagen in g	G	815,2	775,9	91,2	17,0	64,9	602,9
		A	925,9	870,5	94,0	15,1	68,7	692,7
		B	951,1	900,1	105,1	17,3	74,1	703,6
39		G	984,2	936,7	110,7	18,9	79,9	727,2
u.		A	1079,9	1015,7	110,7	18,9	81,8	804,3
40		B	1032,1	876,3	110,7	18,9	80,9	765,8
37	*Ausscheidung im Kot*	G	115,9	103,2	27,0	4,0	31,2	41,0
		A	226,2	205,4	43,8	5,7	65,7	90,3
		B	183,5	166,3	37,7	4,2	50,2	74,2
39		G	224,2	206,6	46,5	5,9	69,0	85,2
		A	310,9	285,1	46,6	5,5	93,9	139,1
		B	226,2	247,8	52,0	3,2	87,8	104,8
40		G	220,7	200,3	50,1	5,2	63,9	81,0
		A	292,9	269,9	49,9	4,4	89,8	125,8
		B	269,8	251,8	50,8	2,5	86,1	112,4
37	VQ. in %	G	87,01	86,7	70,38	76,19	51,96	93,2
		A	75,57	76,41	54,5	62,48	4,37	86,97
		B	80,70	81,52	64,16	75,53	32,23	89,6
39		G	77,22	77,94	58,02	68,54	13,68	88,28
		A	71,21	71,93	57,94	70,92	—	82,70
		B	74,21	74,61	53,03	82,90	—	86,32
40		G	77,58	78,62	54,73	72,62	20,03	88,86
		A	72,87	73,43	54,91	76,80	—	84,35
		B	73,85	74,21	54,15	86,65	—	85,32

Tabelle 9. *Photometrische Bestimmung des Cellugel im Kaninchenkot.*

	Kan. Nr.	D (Teilstr.)	Extinktion	Cell. in 2 g Kot (g)	Cell. im Gesamtkot (g)	Cell. korr. (g)
Grundfutter:	37	84,0	0,076	0,165	10,2	—
	39	91,1	0,0405	0,09	10,8	—
	40	94,1	0,0265	0,06	7,1	—
Probefutter A:	37	77,1	0,113	0,245	29,5	19,3
enthält 110 g Cell. Stand. =	39	65,9	0,182	0,375	62,3	51,5
113,1 g Cell. 00	40	59,4	0,227	0,47	73,7	66,6
Probefutter B:	37	74,45	0,128	0,27	26,4	16,2
enthält 55 g Cell. Stand. =	39	74,95	0,125	0,267	37,8	27,0
56,5 g Cell. 00	40	82,85	0,082	0,18	28,2	21,1

Es wurden also folgende Anteile Cellugel in g und % resorbiert:

Versuch A Kan. Nr.	(9,09 % Cell.) resorbiert in g	%	*Versuch B* Kan. Nr.	(4,76 % Cell.) resorbiert in g	%
37	78,4	80,2	37	34,7	68,0
39	61,6	54,5	39	29,5	52,2
40	46,5	41,2	40	35,4	62,6

Aus Tab. 8 ist zur Berechnung des Verdauungsquotienten des Cellugels die Erhöhung der resorbierten Mengen der einzelnen Nährstoffe in den Versuchen A und B auf den Gehalt des verfütterten Cellugels an den betreffenden Nährstoffen bezogen worden. Kaninchen Nr. 37 fiel zur Berechnung des Cellugel-VQ. wegen der unterschiedlichen Futterreste aus. Wie zu erwarten, trat diese Erhöhung bei den N-freien Extraktstoffen am stärksten in Erscheinung. Hiernach beträgt der VQ. des Cellugels:

Tabelle 10. *Verdauungsquotient des Cellugels.*

Kaninchen Nr.	39	40	Mittelwert
V.Q. Versuch A	30,0	41,9	35,95
„ „ „ B	49,34	18,71	34,0

Die genauere Bestimmung der Verdaulichkeit der Celluloseglykolsäure erfolgte nach dem gleichen photometrischen Verfahren wie bei den Rattenversuchen. Der wäßrige Kotauszug wurde aus je 2 g des Materials bereitet. Sowohl im wäßrigen Auszug des Grundfutter- wie auch des Probefutterkotes wurde mit Lugolscher Lösung keine Reaktion auf Stärke gefunden. Jedoch ergab eine Prüfung mit Fehlingscher Lösung, daß in den Kotauszügen des Grundfutters Spuren, in denen des Probefutters eine geringe Menge reduzierender Zucker vorhanden waren. Dementsprechend fiel der in Abzug zu bringende Blindwert durch Fremdfärbungen bei der photometrischen Bestimmung höher als bei den Rattenversuchen aus. Der Blindwert war am geringsten bei Verwendung des Filters S 50, weswegen zur Berechnung der Konzentrationen die entsprechende Eichkurve aus Figur 2 benutzt wurde.

Die Ergebnisse der photometrischen Bestimmung sind in Tabelle 9 zusammengefaßt.

Genau wie die Rohfaserverdaulichkeit ist hier die Verdaulichkeit des Cell. individuell schwankend. Auffällig ist der hohe Prozentsatz der resorbierten Mengen bei Nr. 37, was offenbar darauf zurückzuführen ist, daß infolge der geringeren Futtermenge wie die Ausnutzung der Nährstoffe (was tatsächlich der Fall war) auch diejenige des Cellugels erhöht wurde. Als Durchschnittswerte der VQ. der Cell. bei zwei Kaninchen (39,40) ergibt sich demnach

Versuch A 47,85 Versuch B 57,4.

Bei der Berechnung der Cellugelmenge im Kot wurde angenommen, daß die zusätzliche Farbänderung beim Zusammenbringen mit α-Naphthollösung allein auf die Anwesenheit von Cellugel zurückzuführen ist, ohne Berücksichtigung einer etwaigen Depression der sonstigen Kohlehydrate, soweit diese auf enzymatischem Wege bereits eine wasserlösliche Form erreicht haben, welche dann auch eine Farbänderung hervorrufen würden. Dadurch würde sich der resorbierbare Anteil des Cellugels noch höher ergeben. Es ist anzunehmen, daß die auf bakteriellem Verdauungswege aufgespaltenen Abbauprodukte des Cellugels restlos zur Resorption gelangen mußten, denn diese Anteile hätten eine erhebliche Farbänderung des untersuchten Kotmaterials für die photometrische Bestimmung bewirken müssen, was nicht eintrat.

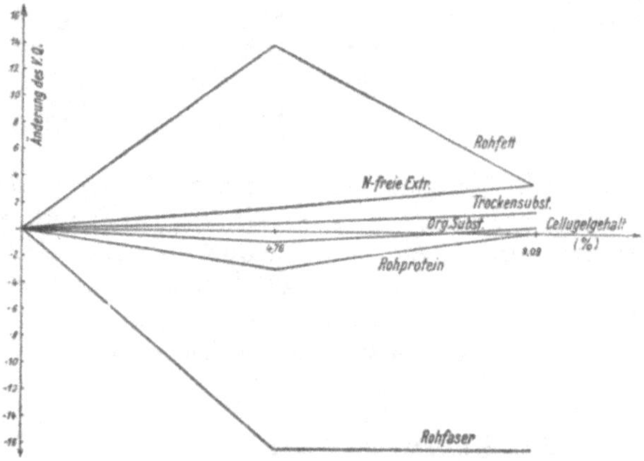

Fig. 5. Kaninchenversuch. Positiver oder negativer Einfluß auf die Verdauungsquotienten des Grundfutters bei verschiedenem Gehalt an Cellugel.

Den positiven oder negativen Einfluß auf den VQ. des Grundfutters bei verschiedenem Gehalt des Hauptfutters an Cellugel bringt nachstehende Tabelle (Durchschnittswerte von Kaninchen Nr. 39, 40) und Fig. 5.

Tabelle 11.

	Trocken-substanz	Organ. Substanz	Roh-protein	Rohfett	Rohfaser	N-freie Extrakt-stoffe
A	+ 1,50	+ 0,48	+ 0,06	+ 3,28	— 16,47	+ 3,45
B	+ 0,23	— 0,70	— 2,79	+ 14,20	— 16,66	+ 1,72

Hiernach scheinen doch die Einflüsse des Cellugels auf die Vorgänge im Verdauungstraktus des Herbivoren etwas andere zu sein als beim Omnivoren. Die Verdaulichkeit des Rohproteins ist nicht so stark abgesunken wie dort; bei Versuch A verzeichnen wir sogar überhaupt keine Verschlechterung der Verdaulichkeit. Das Auffallendste ist jedoch wohl der Anstieg der Fettverdaulichkeit um durchschnittlich rund 8,75%. Die Wirkung des Cellugels ist hierbei also ausgesprochen diätetisch, vielleicht eine Unterstützung der emulgierenden Wirkung bei der Aufspaltung des Nahrungsfettes. Gerade bei der Fettverdaulichkeit wäre es lohnend, durch weitere Versuche an isoliertem Material festzustellen, bei welchem Prozentsatz Cellugel man die bestmögliche Ausnutzung erreichen kann.

Wie aus der Tabelle ersichtlich, ist die Ausnutzung der N-freien Extraktstoffe in den Hauptversuchen A und B angestiegen. Diese folgt aus dem Zuwachs an resorbiertem Cellugel.

Die Durchschnittswerte des VQ. des Cellugels (Tab. 10) liegen niedriger als die bei der photometrischen Bestimmung gefundenen. Die Berechnung der resorbierten Cellugelmenge aus dem Vergleich der N-freien Extraktstoffe kann beim Kaninchenversuch kein genaues Bild ergeben, da infolge des hohen Rohfasergehaltes und des durch diese Cellugelgaben erweiterten Eiweißverhältnisses mit einer Verdauungsdepression der N-freien Extraktstoffe zum Teil des Grundfutters zu rechnen ist, wodurch sich bei der Berechnung des resorbierten Cell. als N-freier Extraktstoff ein höherer Wert ergeben müßte.

Wie die Versuche zeigen, sind Pflanzenfresser in der Lage, etwa bis zur Hälfte das verfütterte Cellugel zu verdauen. Während der Einfluß auf die Rohproteinverdaulichkeit praktisch ohne Bedeutung ist, wirkt Cellugel auf die Fettverdaulichkeit diätetisch fördernd.

Verdaulichkeitsversuche an Menschen

Das letzte Ziel der Versuche war jedoch, die Wirkung des Cellugels auf die menschliche Verdauung selbst zu untersuchen. Dies konnte letzten Endes nur an Hand von Untersuchungen am Menschen selbst geschehen, da sich Tierversuchsergebnisse auf Grund des unterschiedlichen Verdauungsvermögens meist nicht 100% ig auf den Menschen übertragen lassen. Zu diesem Zweck wurden Verdauungsversuche an drei menschlichen Versuchspersonen durchgeführt. Die Methodik der Versuche gleicht prinzipiell der der Tierversuche, also auch hier eine „Vorfütterungszeit" (3 Tage) und eine „Hauptfütterungszeit" (4 Tage), während der der ausgeschiedene Kot gesammelt und dann analysiert wurde. Die Grundkost, sie konnte individuell etwas variiert werden, wurde möglichst rohfaserfrei zusammengestellt und setzte sich etwa wie folgt zusammen:

Frühstück: Mehlsuppe von 50 g Weizenmehl, 150 g Weißbrot + 30 g Butter + 2 Eier.

Mittag: deutsches Beefsteak (aus 125 g Schabefleisch, paniert mit 1/2 Ei und mit 10 g Butter gebraten + Kartoffelbrei aus 300 g gekochten Kartoffeln.

Nachmittag: 100 g Keks.

Abend: 150 g Weißbrot + 30 g Butter + 50 g Schlackwurst. Außerdem pro Tag 1/2 Liter Milch, 50 g Zucker. Salz und Wasser konnte in beliebiger Menge aufgenommen werden.

Zu dieser Grundnahrung, die also während des 7 tägigen Grundkostversuches täglich aufgenommen werden mußte, kam im ebenfalls 7 tägigen Probekostversuch noch eine Cellugelzulage von 20 bzw. 30 g Cell. Standard = 5,91% für I, 6,02% für II und 2,46% für III der Nahrungstrockensubstanz. Die Versuchspersonen gingen während des Versuches ihrer täglichen Beschäftigung nach und befanden sich durchaus wohl. Die Auswertung der so erhaltenen Versuchsergebnisse (Tab. 12) zeigte, daß die Cellugelzulage ein Sinken des Eiweißverdauungskoeffizienten zur Folge hatte, während die Verdaulichkeit des Rohfettes, im Gegensatz zu den Rattenversuchen etwas ansteigt. Für die

Tabelle 12. *Nährstoffaufnahme in 4 Tagen, Ausscheidung und Verdauungsquotienten.*

Versuchs-objekt	Versuche		Trocken-substanz	Organ. Substanz	Roh-protein	Roh-fett	Roh-faser	N-freie Extrakt-stoffe
I	a) i. Grundkost . . .	g	1618,9	1549,8	312,8	371,3	8,3	846,9
	i. Kot	g	127,5	100,9	36,7	29,5	3,6	31,2
	VQ	%	*92,2*	*93,6*	*88,3*	*92,0*	*56,0*	*96,5*
	b) i. Grundkost + 120 g Cellugel	g	1720,3	1633,4	312,8	371,3	10,2	928,9
	i. Kot	g	258,4	240,8	77,5	28,5	14,6	120,2
	VQ	%	*85,0*	*85,3*	*75,3*	*92,3*	—	*87,0*
II	a) i. Grundkost . . .	g	1588,8	1515,4	357,2	442,0	10,0	1095,6
	i. Kot	g	159,4	136,4	36,8	33,3	12,9	53,4
	VQ	g	*90,1*	*93,4*	*89,7*	*92,6*	—	*95,5*
	b) i. Grundkost + 120 g Cellugel	g	1690,2	1599,0	357,2	442,0	11,95	1177,6
	i. Kot	g	274,3	248,9	74,2	29,6	14,1	131,0
	VQ	%	*83,8*	*87,6*	*79,3*	*93,2*	—	*89,0*
III	a) i. Grundkost . . .	g	2684,9	2600,0	461,5	487,2	18,3	1626,6
	i. Kot	g	94,4	79,7	24,6	27,7	4,2	23,3
	VQ	%	*92,8*	*97,0*	*93,6*	*94,5*	*77,2*	*98,7*
	b) i. Grundkost + 80 g Cellugel	g	2752,6	2655,8	461,5	487,2	19,6	1681,1
	i. Kot	g	175,0	158,1	46,6	24,7	15,2	71,5
	VQ	%	*93,8*	*92,4*	*90,2*	*95,0*	*22,1*	*95,8*

gesamte organische Substanz resultiert aber doch noch eine sinkende Verdaulichkeit mit steigendem Cellugelgehalt. Wie bei den Rattenversuchen ist auch hierbei zu berücksichtigen, daß Kotfett und Kotstickstoff zum nicht geringen Teil aus endogenen Substanzen bestehen und somit die wahren VQ. — wir erhalten in unseren Ergebnissen doch immer nur die scheinbaren VQ. — doch noch etwas höher liegen müssen. Solche sogenannte Depressionen liegen somit also noch niedriger als wir sie ermittelt haben.

Die quantitative Cell. Bestimmung mit Hilfe der kolorimetrischen Methode (s. Tab. 13) zeigte, daß bei den drei Versuchen von

1. 81,3 g aufgenommenem Cell. (00) 73,12 g
2. 121,8 g „ „ 104,74 g
3. 121,8 g „ „ 114,27 g

} Im Kot wieder nachgewiesen werden konnten.

(Mittelwerte der Filter S 50 und S 53)

Diese Ergebnisse zeigen uns, wenn man die Fehlergrenze des kolorimetrischen Verfahrens (etwa 4%) berücksichtigt und weiterhin bedenkt, daß die „Hauptfütterungsperiode" im Vergleich zu den Tierversuchen sehr kurz ist (4 Tage im Verhältnis zu 10 Tagen bei den Tieren), daß das Cellugel auch hier annähernd quantitativ wieder ausgeschieden wird, im Körper also nur die Funktion eines unverdauten Transport- und Emulgierungsstoffes spielt. Es kann also abschließend gesagt werden, daß das Cellugel, selbst in dem extremen Fall einer täglichen Aufnahme von 30 Gramm, in der menschlichen Ernährung völlig unschädlich ist.

Tabelle 13. *Photometrische Bestimmung des Cellugel im Menschenkot.* Filter S 53.

Versuch	D (Skalenteile)	Extinktion	mg Cellugel i. 1 g Kot	g Cellugel i. Ges.-Kot	wahrer Cell.-Gehalt (g)
I a	88,7	0,0521	48	6,54	—
I b	21,5	0,6676	398	112,38	105,84
II a	81,6	0,0883	76	13,25	—
II b	18,7	0,7282	444	130,52	117,27
III a	84,3	0,0743	65	6,585	—
III b	21,2	0,3737	405	78,11	71,525

[Die Auswertung erfolgte an Hand einer zweiten Eichkurve.]

Zusammenfassung der Ergebnisse

Es wurden Wachstums- und Verdaulichkeitsversuche an Ratten, Kaninchen und Menschen durchgeführt, wobei dem Futter in steigenden Mengen verschiedene Sorten Carboxymethylcellulose = celluloseglykolsaures Natrium zugelegt waren. Alle Tiere überstanden die mehrwöchigen Versuche ohne Wachstumshemmungen und Gesundheitsschädigungen.

Junge, wachsende Ratten zeigten mit einem bis zu 14% Cellugel enthaltenden Futter den gleichen Wachstumsverlauf wie cellugelfrei ernährte Tiere.

Zum Zwecke der Verdaulichkeitsprüfung wurde einmal das Differenzverfahren angewandt, und außerdem ein neues Verfahren zur quantitativen Bestimmung der Celluloseglykolsäure in den Faeces auf colorimetrischer Grundlage ausgearbeitet.

Beim Allesfresser (Ratte) zeigte sich, daß Celluloseglykolsäure den Verdauungstraktus unverändert passiert und quantitativ in den Faeces wiedergefunden werden konnte. Es wirkt also als reiner Transport- und Emulgierungsstoff, welcher die Verdauungsquotienten der Nährstoffe des Futters herabsetzt. Es handelt es sich jedoch zum Teil um eine scheinbare Depression.

Beim Pflanzenfresser (Kaninchen) ergab die quantitative Bestimmung der Celluloseglykolsäure, daß etwa die Hälfte des aufgenommenen Cellulosederivates nicht mehr in den Faeces erschien. Es ist anzunehmen, daß dieser Teil infolge bakterieller Aufspaltung im Verdauungstraktus resorbiert worden ist. Während die scheinbare Verdaulichkeit des Rohproteins kaum abgesunken ist, wurde ein auffallender Anstieg der Fettverdaulichkeit um etwa 9% verzeichnet.

An drei Versuchspersonen ausgeführte Verdauungsversuche mit den extremen Cellugelzulagen von täglich 20 und 30 g zeigten, daß beim Menschen für Eiweiß eine Verdauungsdepression auftrat, während die Fettverdauung minimal zunahm. Gesundheitliche Störungen traten nicht ein.

Da Mensch und Ratte verdauungsphysiologisch sich ähnlich verhalten, ergibt sich auch aus den Ergebnissen der Tierversuche, daß Celluloseglykolsäure hinsichtliche ihrer Verdaulichkeit auch für die menschliche Ernährung unschädlich ist und vom Organismus unverändert wieder ausgeschieden wird.

Literaturverzeichnis

1 CHOWDHURY, J. K., Biochem. Ztschr. *76*, 148, 1924.
2 COLUMBUS, A., Arch. f. Tierernährung *1*, 321, 1951.
3 GRIEBEL, C., Ztschr. f. Unters. d. Lebensm. *81*, 209, 1942.
4 HEUPKE, W., Die Faeces des Menschen, S. 115. Verlag Th. Steinkopff, 1943.
5 HINTERMAIER, A., Fette und Seifen *51*, 367, 1944.
6 HÖPPLER, F., Chemikerztg. *66*, 132, 1942.
7 JANSEN, D.R.P. Nr. 332 203.
8 KUTSCHBACH, W., Inaug.-Diss. Hannover 1912.
9 LETZIG, E., Ztschr. f. Unters. d. Lebensm. *85*, 410, 1943.
10 MANGOLD, E., Handbuch der Ernährung und des Stoffwechsels der landw. Nutztiere, Bd. II, S. 342. Springer-Verlag Berlin 1929.
11 MANGOLD, E., Darmlänge, Durchgangszeit und Durchgangsgeschwindigkeit. Sitzungsbericht d. Deutschen Akademie der Wissenschaften zu Berlin. S. 10. Akademie-Verlag Berlin 1951.
12 MASSATSCH, E. u. H. STEUDEL, Ztschr. f. Unters. d. Lebensm. *82*, 249, 1941.
13 MOLISCH, H., Monatshefte f. Chemie 7, 198 (1886).
14 NEU, R., Fette u. Seifen, *52*, 23, 1945.
15 NEUBERG, C., Ztschr. f. physiol. Chem. *31*, 565 u. 568, 1901.
16 SCHEUNERT, A., Z. phys. Chem. *48*, 9, 1906.

Sammelreferat

Aus der Landwirtschaftlichen Versuchsstation Rostock
(Wissenschaftlicher Leiter: Prof. Dr. K. NEHRING)

CARLHEINRICH ENGELMANN

FUTTERWAHL UND -AUFNAHME BEIM GEFLÜGEL

(Fortsetzung)

6. Die Rangordnung der Sinne bei der Futteraufnahme

In den wenigsten Fällen kommt das Geflügel in die Lage, sich bei der Futterwahl und -aufnahme auf einen einzigen Sinn verlassen zu müssen. Weit häufiger empfängt es mehrere Reize, auf die verschiedene Sinne ansprechen, und es ist die Frage, wie das Geflügel sich dabei verhält. Unterdrückt die eine Wahrnehmung die andere, oder bleiben die Sinneseindrücke nebeneinander erhalten? Wenn ja, welches Sinnesgebiet hat vor dem anderen den Vorzug?

Gesichtssinn und Tastsinn. Als typische Reaktion auf Gesichtssinneseindrücke haben wir die Vorliebe für das größere Korn, den größeren Futterhaufen usw. kennengelernt (S. 365). Bei der Futteraufnahme sind dieser rein optisch begründeten Neigung Schranken gezogen, da die Futterbrocken „verzehrbare Größe" haben müssen. Allein auf den Tastsinn gestützt, wählt das Huhn unter ihnen die „leicht verzehrbaren" Größen. Aus beiden auseinander strebenden Neigungen entwickelt sich bei der Futterwahl unter ganzen Körnern das „Grundverhalten" (ENGELMANN [9], S. 208): hungrige Hühner bevorzugen von zwei Kornsorten ungleicher Größe und gleicher Form zunächst die größeren Körner, nach Erreichung einer gewissen Sättigung nehmen sie nur noch die kleineren an. Das Huhn wählt also anfangs optisch, später taktil. Dieses Grundverhalten gilt solange, als die kleinere Körnersorte leicht verzehrbar ist. Unterschreitet sie die dafür erforderliche Mindestgröße, fällt die Wahl nach optischen und taktilen Gesichtspunkten übereinstimmend auf das *größere* Korn, das nunmehr optisch auffälliger und taktil leichter aufnehmbar ist. Bei den mehlfreien Schroten ist ausschließlich diese Bedingung verwirklicht (S. 369/370).

Bei fast allen anscheinend optisch begründeten Futtervorlieben ist das Auge nur scheinbar die entscheidende Instanz. In Wirklichkeit steht das Auge im Dienste des Tastsinnes, und das Geflügel sieht den Futterbrocken bereits an, welche taktilen Eigenschaften sie besitzen: Wenn das Huhn auch auf bloßen Augenschein hin urteilt, so geschieht es im Grunde nach taktilen Gesichtspunkten. Die taktile Beschaffenheit des Futters ist grundsätzlich wichtiger als die optische. Es ist einfach verblüffend, wenn man beobachtet, wie das Erlebnis der Verzehrbarkeit das Huhn in seinem Urteil plötzlich und tiefwirkend umstimmt.

Küken, die unter festgeleimten Körnern den Roggen besonders häufig angepickt hatten, stellten sich nach wenigen echten Kostproben völlig auf Weizen um, der fortan das beliebteste — weil taktil günstigste — Futter war. Ähnlich prägen sich Hühner die Merkmale von Pflanzen in Verbindung mit ihrer Verzehrbarkeit ein.

Doch gibt es Fälle, in denen Hühner die Aufnahme eines Futters aus rein „optischen Bedenken" ablehnen. Da alles Ungewohnte beim Huhn Mißtrauen weckt und die Bereitschaft zu kosten unterdrückt, genügt oft eine geringfügige sichtbare Veränderung, um das Verhalten völlig zu verändern. Rot-, Blau- oder Grünfärben der Körner der hauptsächlichsten Getreidearten reicht aus, um sie dem Huhn fremd erscheinen zu lassen. Nach Überwindung des Mißtrauens ist es der taktile Sinneseindruck, der die Tiere von da an die bunten Körner wie die ungefärbten verzehren läßt. Ebenso machten durch Salzsäure hervorgerufene stellenweise Schwarz- und Braunfärbungen Weizenkörner so andersartig, daß Hühner sie — ohne Kostprobe — nicht mehr aufnehmen mochten (ENGELMANN [13], S. 557 sowie von TÖRNE [49], S. 350).

Es ist falsch ausgedrückt, wenn man heute noch liest, das Huhn sei ein „Augentier" und wähle sein Futter nur optisch aus. Mit weit mehr Recht könnte man sagen, es sei ein „Gefühlstier", und das führende Organ des Tastsinnes sei hier das Auge. Gewiß findet ein blindes Huhn nur zufällig ein Korn, doch wenn das Huhn auch optisch sein Futter wählt, so geschieht es fast immer nach *taktilen* Gesichtpunkten!

Tast- und Geschmackssinn. Tast- und Geschmackseindrücke treffen besonders häufig zusammen. In der Mehrzahl der Fälle ist das mechanische Merkmal stärker als der Geschmack. Hühner nehmen darum den Tastreiz in voller Stärke wahr und z. T. so vordringlich, daß daneben der Geschmackseindruck verloren geht oder erheblich an Reizstärke einbüßt.

Um z. B. Geteidekörner oder -schrote durch Zusatz reiner Schmecklösungen zu vergällen, ist das 10—40 fache der Aufwandmenge nötig, die genügt, um Wasser ungenießbar zu machen (ENGELMANN [13]).

Es kommt andererseits auch vor, daß der Geschmack eines Futters derartig reizstark ist, daß daneben die taktile Beschaffenheit verblaßt (Samen der bitteren Lupine, Kastanien, Sauerampfer, vgl. E. [14, 16]).

In der Regel überwiegt aber der Tastsinneseindruck. Diese bevorzugte Stellung des Tastsinnes ist deshalb bemerkenswert, weil die taktilen Sinnesreize angenehme wie unangenehme Empfindungen auslösen können, der Geschmack dagegen fast ausschließlich unangenehme. Es macht geradezu den Eindruck, als wäre den Geflügelarten jede deutliche Geschmackswahrnehmung lästig.

Tastsinn und Temperatursinn. Während es mitunter möglich ist, nachzuweisen, ob ein Geschmacksreiz neben einem Tastsinneseindruck überhaupt bewußt wird oder unter Verlust seiner eigenen Modalität im stärkeren Tastgefühl aufgeht, bleiben Tast- und Temperaturempfinden deutlich voneinander getrennt. Tasteindrücke setzen die Empfindlichkeit für Temperaturreize herab, sie wirken abstumpfend auf den Temperatursinn. So machen Wärmegrade, bei denen Wasser für Hühner ungenießbar wird, den Tieren kaum etwas aus, sobald sie an feste Futterstoffe gebunden sind. Das geht so weit, daß es geradezu von der Härte und Verzehrbarkeit, d. h. von der taktilen Reizstärke der Futterstoffe abhängt, wie stark die Empfindlichkeit gegen Wärme abnimmt (Tab. 7).

Tabelle 7. *Verschiebung des wirksamen Temperaturbereichs durch Veränderung der taktilen Reizstärke der Futterstoffe*

Futterstoff	Ausdehnung des Temperaturbereichs
Wasser	35°—45° C
Kartoffelbrei	40°—55° C
Getreideschrot	40°—55° C
Getreidekörner	45°—60° C

Im einzelnen ergibt sich aus den Versuchen, daß Hühner sehr genau auf die Reize reagieren, ihr Verhalten entspricht einer Summation der einzelnen positiven und negativen Merkmale (E.[15], S. 254). Weiterhin wird offensichtlich, wie sehr Änderungen der Empfindungsstärke im Bereich des Temperatursinnes der gleichen Gesetzmäßigkeit unterliegen wie für den Geschmackssinn (vgl. S. 381 und E.[15], S. 261). An der Zahl der Schlucke, die Hühner nehmen, bevor sie sich zur Ablehnung entschließen, läßt sich zeigen, daß eine verhältnismäßig lange Einwirkungszeit erforderlich ist, bevor ein Wärmereiz neben den beherrschenden Tastsinneseindrücken überhaupt zur Wahrnehmung kommt. Je stärker der Tastreiz, desto geringer ist der Einfluß des Begleitreizes (E.[15], S. 263).

Temperatur- und Geschmackssinn. Erwärmung erhöht die Empfindlichkeit des Geschmackssinnes (E.[15]). Dabei handelt es sich vermutlich ebenso um Beschleunigung der chemischen Vorgänge, die sich zwischen Schmeckstoff und Geschmacksknospe abspielen, wie um Sensibilisierung der Sinneszellen. Erwärmung auf 35° C, den Schwellenwert des Temperaturbereiches, genügt, um eine Schmecklösung um eine der charakteristischen Ablehnungsstufen zu heben, also aus einer schwachen eine mittelstarke, aus einer mittleren eine starke Schmecklösung zu machen. Zwischen den Geschmacksqualitäten bestehen dabei insofern Unterschiede, als diese Beziehung vornehmlich auf „sauer“ und „salzig“ zutrifft. Bei Bitterstoffen ist es anders, weil die Erwärmung die Empfindlichkeit für „bitter“ um den doppelten Betrag steigert; eine Bittersalzlösung ($MgCl_2$) von 35° C wirkt wie eine starke von 18° C. Auch das kann als Beweis dafür dienen, daß die Sinnesempfindlichkeit erhöht wird und daß Hühner nur für die niederen Konzentrationen der Bitterstoffe unterempfindlich sind.

Es ist sehr wahrscheinlich, daß zwischen *Temperatur- und Geruchssinn* ähnliche Beziehungen bestehen. Abgesehen von vereinzelten Beobachtungen liegen keinerlei Angaben vor.

Hühner mieden an warmen Sommertagen Salzsäurelösungen ohne jede Kostprobe, sobald sie trinkbereit nur den Schnabel nahe an sie herangebracht hatten. Ebenso verhielten sie sich vor Salzsäurelösungen, die auf 35° C erwärmt waren. Es liegt nahe, hier an Geruchswahrnehmungen zu denken, doch ist nicht ausgeschlossen, daß die Salzsäuredämpfe die Schleimhaut auch *schmerzhaft* angreifen.

III. Die Beurteilung der bekanntesten Futterstoffe durch das Geflügel

1. Die Getreidearten

Die Beurteilung der Körner. Die vier hauptsächlichen Getreidearten, Weizen, Roggen, Gerste, Hafer und der Mais sind ungleich beliebt, und jede Geflügelart bewertet sie anders. Für jede läßt sich eine „Rangordnung der Beliebtheit" aufstellen, die um so weniger abänderlich ist, je ausgeprägter die Merkmale der einzelnen Futterstoffe sind. Ein Austausch der Plätze innerhalb dieser Rangordnung findet allenfalls unter den rangtieferen Gliedern statt, wenn sie zum Verwechseln ähnlich sind oder die Tiere unter besonderen Verhältnissen die Merkmale anders als gewöhnlich beurteilen.

Grundsätzlich wichtig ist, daß die Tiere die Körner so bewerten, als ob sie die einzelnen Merkmale gegeneinander abwögen; ihr Verhalten ergibt sich aus der Summation aller Reize, wobei die Leistung der Wahrnehmung erstaunlich ist.

Beim Huhn nimmt der Weizen die höchste Stelle in der *Rangordnung* ein, auf ihn folgen mit abnehmender Beliebtheit Mais, Roggen, Gerste, Hafer.

Auf welche Merkmale die Hühner dabei achten, lassen Versuche mit entspelztem Hafer erkennen: Der Annahmewert des Hafers stieg von 18% auf 90%, als die Hühner geschälten Hafer vorgesetzt erhielten. Es sind in der Hauptsache taktile Merkmale, wie die Form, die Länge des Korns, seine Breite, Höhe, Behaarung usw., die eine Rolle spielen. Die Farbe ist auch wichtig, aber mehr in zweiter Linie; färbt man die Körner übereinstimmend rot, ändert sich an ihrer Rangstellung nichts (VON TÖRNE [49], STIETZ [47] und E. [8]). Der Geschmack ist ohne Einfluß. Denn bietet man künstliche roggenförmige

Tabelle 8. *Zusammenstellung der negativ und positiv bewerteten Merkmale der Getreidearten*

Hühner	Merkmale negativ	Merkmale positiv
Weizen	keine	alle
Mais	Form Glätte Breite	Glanz Farbe Höhe
Roggen	Spitzigkeit Länge Schmalheit Farbe	Größe längliche Form Höhe
Gerste	Spitzigkeit Scharfrandigkeit Härte	Größe Form Farbe Höhe Breite
Hafer	Bespelzung Länge Hohlheit	Form Höhe Dicke Farbe

Körner aus Weizenschrot neben weizenförmigen aus Roggenschrot, bevorzugen auch hier die Hühner die Weizenkörner trotz Roggengeschmack ganz eindeutig (E. [8], S. 536 u. Abb. 6). Eine Übersicht über die verschiedenen positiven und negativen Merkmale gibt Tab. 8.

Abb. 8
Obere Reihe: links natürliche, rechts künstliche Weizenkörner
Untere Reihe: links natürliche, rechts künstliche Roggenkörner

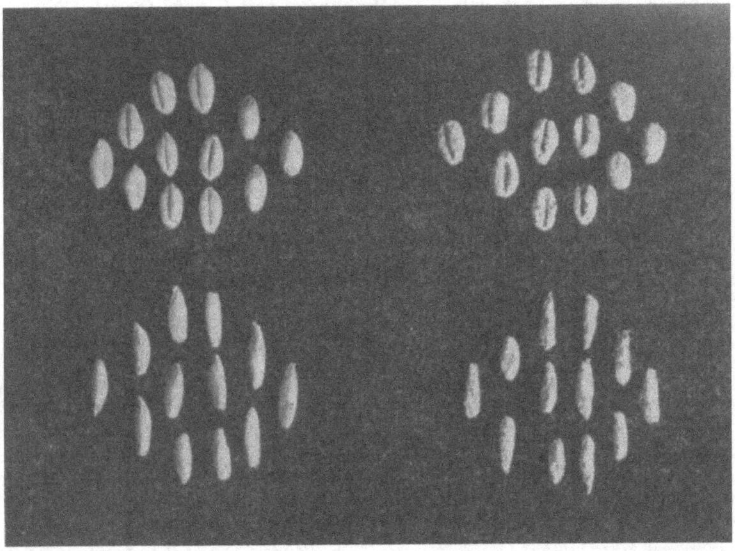

Enten beurteilen die Futtermittel anders. Für sie führt die Gerste bzw. der Hafer die Reihenfolge an, und der Weizen steht fast an letzter Stelle: Gerste, Hafer, Roggen, Weizen.

Ihnen ist der Weizen anscheinend zu bauchig gewölbt und damit zu hoch, die Gerste besonders gut griffig, weil die Verdickungsleisten auf den Spelzen die Aufnahme erleichtern, der Roggen vielleicht farblich unangenehm, der Mais zu groß und die Erbsen zu glatt. Für *Tauben* liegen noch keine Angaben vor. Den Tauben scheinen die Getreidearten mit Ausnahme des Weizens bereits zu lang zu sein. Sie bevorzugen jedenfalls die rundlichen kurzen Samen, wie kleine Erbsen und Wicken (deren dunkle Farbe ein unbeliebtes Kennzeichen ist) vor Gerste, Roggen und Hafer.

Die Beurteilung der Schrote. Zerstört man durch Schroten die Kornmerkmale, verändert sich die Reihenfolge, und andere — taktile wie optische — Merkmale bestimmen die Beliebtheitsreihe, die jetzt beim Huhn so lautet: Weizenschrot, Gerstenschrot, Roggenschrot, Haferschrot, Maisschrot.

Das Maisschrot ist wegen seiner geringen Ballungsfähigkeit erheblich weniger beliebt; es zerfällt, sobald die Hühner einen Bissen nehmen wollen. Die Abweichungen der übrigen Schrote beruhen auf Farbunterschieden und sind so reizschwach, daß sie zwar in Bevorzugungsreaktionen zum Ausdruck kommen, aber nicht mehr in Ablehnungsreaktionen (die Hühner wählen die beliebtere Schrotsorte zuerst, wenn sie beide Futterstoffe gleich bequem erreichen können, verzehren schließlich jedoch beide). Gleicht man durch abgestufte Färbung (mit Eosin und Baumwollblau) alle Farbunterschiede aus, sind alle Getreideschrote plötzlich gleich beliebt, und einzig das leicht zerbröckelnde Maisschrot bleibt schwer verzehrbar und unbeliebt. Der Geschmack ist wiederum ohne Einfluß.

Enten sind nicht imstande, die Schrote der Getreidearten bei gleichem Wassergehalt zu unterscheiden; auf optische Abweichungen achten sie nicht und die taktilen spüren sie nicht. Das bröckelige Zerfallen des Maisschrotes macht ihnen, die ihr Futter auflöffeln statt aufpicken, nichts aus.

Wie wichtig trotz alledem bei den Geflügelarten die taktile Beschaffenheit der Schrote ist, folgt aus Versuchen mit Schroten verschiedener Feuchtigkeit (Tab. 9): Die *Hühner* beurteilen danach wiederum als „angenehm" alle Eigenschaften, die das Futter leicht verzehrbar machen, wie Ballungsfähigkeit, nicht zu große Festigkeit, und als „unangenehm" alle, die die Verzehrbarkeit erschweren, wie Klebrigkeit, Zähigkeit, mangelnde Ballungsfähigkeit, breiige Beschaffenheit, überhaupt geringe Härte und schwache taktile Wirksamkeit. Am beliebtesten sind Schrote von 55—60% Feuchtigkeit, trockenere sind zu fest (25% Wassergehalt) und erschweren das Abpicken, feuchtere zu suppig (ENGELMANN [15]).

Tabelle 9. *Prozentuale Annahmehäufigkeit verschieden feuchter Haferschrote neben Hafer- und Weizenkörnern bei Hühnern und Enten*

% Annahme	Hühner				Enten	
	Haferschrot verschiedener Feuchtigkeit neben					
	Haferkörnern	n	Weizenkörnern	n	Haferkörnern	n
Haferschrot 80 % Feuchtigkeit	97,3 ± 1,9	74			91,4 ± 3,6	46
Körner	19,1 ± 5,7	47			52,1 ± 2,4	58
Haferschrot 60 % Feuchtigkeit	100,0	17	*86,8 ± 5,5	38	75,0 ± 6,8	40
Körner	11,7 ± 7,8	17	67,7 ± 8,4	31	28,6 ± 3,7	35
			**37,5 ± 7,0	48		
			96,7 ± 2,3	50		
Haferschrot 15 % Feuchtigkeit	91,5 ± 4,0	47	0,0	40	35,7 ± 9,0	28
Körner	54,8 ± 8,9	31	100,0	40	87,2 ± 5,6	35

* Küken ** Hühner

Der Tastsinn der *Enten* ist nicht so fein ausgebildet, um sie geringe Unterschiede beachten zu lassen, die den Hühnern als grobe Veränderungen erscheinen. Den Enten gelingt es nicht mehr, Schrote von 70 und 35% oder von 80 und 45% Wassergehalt als verschieden zu erkennen, während es den Hühnern nicht schwer fällt, Schrote von 70% und 60% Feuchtigkeit zu unterscheiden (Tab. 10).

Tabelle 10. *Prozentuale Häufigkeit der Annahme von Haferschrot (Siebweite 3 mm) von 70 bzw. 80% Feuchtigkeit (jeweils obere Zahl) neben solchem von 25—45% Feuchtigkeit (jeweils untere Zahl) durch Enten*

Feuchtigkeit	70%	n	80%	n
	87,0 ± 3,5	92	96,3 ± 3,6	27
25%	57,4 ± 5,8	73	17,6 ± 9,2	17
	76,4 ± 5,0	72	96,7 ± 3,3	30
35%	63,1 ± 5,5	76	28,0 ± 9,1	25
	62,5 ± 6,5	56	62,1 ± 9,0	29
45%	63,3 ± 5,8	62	58,1 ± 8,8	31

Für die Enten muß demnach der Wassergehalt etwa um die Hälfte gesenkt werden, damit ein Schrot vom anderen unterscheidbar wird.

Vergleich von Getreideschroten mit -körnern

Haben Hühner die Wahl, sich für Körner oder Schrote zu entscheiden, geben sie dem Schrot den Vorzug, solange es leicht verzehrbar ist. In welchem Umfange die Körner neben dem Schrot bestehen, hängt von ihrer Stellung in der Rangordnung der Beliebtheit ab. Die Bevorzugung des Schrotes ist bei Küken sehr deutlich ausgeprägt. *Hafer* lockt Küken wie Hühner nicht mehr zum Verzehr, wenn sie daneben Schrot von einer Feuchtigkeit zwischen 15 und 80% verzehren können (Tab. 9). Steht statt des Hafers *Weizen* zur Auswahl, verlassen die Küken in ganz seltenen Fällen den Weizen, um das beliebteste Schrot von 60% Feuchtigkeit zu fressen, alte Hühner lehnen das Schrot in entsprechender Weise ab. Wie fest die Bindung an den Weizen ist (durch das „angeborene Schema", S. 63), geht aus dem Vergleich mit Hafer hervor, den die Hühner neben dem gleichen Schrot (von 60% F.) allenfalls zu 11,7% annehmen, und auch daraus, daß die Hühner in keinem Falle den Weizen ohne Kostprobe liegen lassen, wie sie es bei dem Hafer ohne weiteres tun. Der taktile Reizwert der Schrote ist deshalb besonders groß, weil sie die Ansprüche des hungrigen Huhns ebenso befriedigen wie die des fast gesättigten. Ist das Schrot nicht mehr optimal verzehrbar (über oder unter 60% F), ziehen Hühner wie Küken den Weizen vor.

Bei gleichen Ansprüchen an die leichte Verzehrbarkeit des Futters verhalten sich *Enten anders:* sie ziehen die Schrote den Körnern vor, und da sie keine zwingende Beziehung im Sinne eines angeborenen Schemas zu den Körnern haben, lehnen sie den ranghohen Hafer ebenso klar ab wie den rangtieferen Roggen oder Weizen. Für Enten verliert weiterhin wasserarmes Schrot früher seine Annehmlichkeit als für Hühner; den Enten bereitet Schrot von 15% Feuchtigkeit bereits Schluckbeschwerden, so daß sie lieber die Körner annehmen (vgl. Tab. 9), weil die Bissengröße der nicht mehr ballenden Schrotteilchen für sie zu klein ist (vgl. S. 371), um leicht verzehrbar zu sein.

2. Die Hülsenfrüchte

Die Hülsenfrüchte sind nicht nur deshalb weit weniger beliebt als die Getreidearten, weil das Geflügel — bis auf die Tauben — selten Gelegenheit hat, mit ihnen vertraut zu werden. Allgemein liegt die Größe dieser Samen außerhalb des „Bereichs leichter Verzehrbarkeit“, und ihre flach rundliche oder kugelige Form entspricht nicht dem Ideal „länglich-oval“. Hinzu kommt, daß die Farbe oft abschreckend wirkt. Sowohl die schwärzliche Farbe der Wicken und die dunkelgraue der blauen Lupine wie die marmorierte Fleckung der gelben Lupinenkörner machen diese Samen so unansehnlich, daß kein Huhn sie sofort und bereitwillig kostet. Haben die Hühner diese Gleichgültigkeit überwunden und etwa aus Hunger Hülsenfrüchte geprüft, nehmen sie sie auf Grund ihrer taktilen Vorzüge bald gern an; auch rundliche bis nierenförmige Samen sind leicht verzehrbar, solange die Korngröße in erträglichen Grenzen bleibt.

Die *Erbsen* sind, wie vor allem aus Versuchen mit künstlichen Körnern und Kornbildern hervorgeht, wegen ihrer Glätte und kugeligen Form wenig geschätzt, wegen ihrer Größe zumindest optisch anlockend. Im Vergleich mit Getreidekörnern nehmen Erbsen keinen festen Platz in der Beliebtheitsreihe ein, da die Hühner um so empfänglicher für die positiven optischen Reize werden, je vertrauter ihnen Erbsen sind. Kurz vor der Sättigung beschränken sich die Hühner — im Sinne des „Grundverhaltens“ — meist auf Annahme der Getreidekörner (vgl. S. 53). Auf unerfahrene, allein auf optische Orientierung angewiesene Küken wirkten Erbsenhälften, die auf Papier festgeleimt waren, nicht anlockend (ENGELMANN [11], S. 46). Vor *Erbsenschrot* scheuen sich Hühner wohl vornehmlich wegen dessen aufdringlich gelber Färbung, wozu als weiteres ungünstiges Kennzeichen die äußere Ähnlichkeit mit dem Maisschrot kommt, das den Hühnern bekannt war und sie taktil unbefriedigt ließ (vgl. S. 58). Fallen diese rein äußerlichen Eigenschaften fort — Versuche mit rot gefärbtem Erbsenschrot —, unterscheiden Hühner Getreide- und Erbsenschrot nicht mehr voneinander (E.[8], S. 534 u. 540).

3. Die Grünfutterpflanzen

Erwachsene Hühner verstehen es mit verblüffender Sicherheit, unter der Vielzahl der Pflanzen, die ihnen bei freiem Auslauf zur Verfügung stehen, ganz bestimmte auszuwählen und an anderen achtlos vorüberzugehen. Es sieht so aus, als ob das Huhn die Pflanzen botanisch kennt. Auch die Beliebtheit der Pflanzen wird durch ihre taktilen und geschmacklichen Eigenschaften festgelegt, zu denen die optischen Reize teils ergänzend, teils als bloße Signalzeichen hinzukommen.

Schon das Küken tritt den Pflanzen nicht völlig unbefangen gegenüber; es besitzt in seinen angeborenen Neigungen, wie der Vorliebe für größer gegenüber kleiner Richtlinien, die ihm die Wahl erleichtern. Zu diesen, von aller Erfahrung unabhängigen „Vorurteilen“ gehört die Empfänglichkeit für alles, was glänzt und sich bewegt, ferner auch das „Augenmaß für verzehrbare Größe“ und entsprechende Formen (S. 365).

In welcher Weise sich diese Hilfsmittel auswirken, zeigte sich, als Küken zum ersten Male verschiedene junge Pflanzen in Saatkästen (55 × 35 cm) vorgesetzt bekamen (Gras, Radieschen, Senf, Klee, Gänsefuß, Brennesseln, Zuckerrüben). Sie ließen zunächst keine Vorliebe für eine Pflanzenart erkennen und begannen bald hier, bald dort Blattstückchen abzureißen, aber kümmerten sich von Anfang an kaum um das zarte Lieschgras, dessen Blattspreiten als einzige schmal waren. Von den breiten, größeren Blattflächen ging ein stärkerer Reiz aus. Die Neigung, von allen Pflanzen zu kosten, ließ nach, als sich die Radieschen üppig entwickelten. Von da an stillten die Küken an diesen absolut größten Blattflächen fast ausschließlich ihren Grünfutterhunger. Ebenfalls optisch reizvoll erscheinen den Tieren die frischen, glänzenden Wundflächen an Blättern, an denen andere Küken bereits gekostet hatten, sowie feucht glänzende Blätter, z. B. die dicken, fleischigen Kotyledonen der Gurke. Gerade hier zeigt sich aber, daß die Beurteilung der Nahrung auf Grund anderer Sinneseindrücke als der optischen erfolgt: Die Küken verzehrten die rauhen dicken Gurkenblätter genau so wenig wie die der Brennnesseln, sie schleuderten beide sofort aus dem Schnabel.

Verhältnismäßig schnell prägen sich die Küken besonders die mechanischen Merkmale der Pflanzen ein (Reißfestigkeit, Blatthöhe, Oberflächenbeschaffenheit). Ebenso schnell vergessen sie aber auch; die gleichen Tiere, die an einem Tage gelernt hätten, Brennesseln zu meiden, pickten sie am folgenden Tage wiederum „neugierig“ an, freilich mit demselben Erfolg, denn sie ließen die aufgenommenen Blattstückchen sofort wieder fallen. Erst die vier Tage lang wiederholte Erfahrung ermöglichte die sichere Entscheidung, die am erwachsenen Huhn so großen Eindruck macht.

Um zu ergründen, welche Merkmale der Pflanzen für das Huhn wichtig sind und nach welchen Sinneseindrücken es sich im einzelnen Falle richtet, bot ich die Pflanzen außer im Saatkasten wurzellos gebündelt sowie klein gehackt und als Saft an. Durch das Zerkleinern wurde das Merkmal „Reißfestigkeit“ ausgeschaltet, und im Saft kam allein der etwaige Geschmack zur Geltung.

Hühner und Küken beurteilen die Pflanzen vorzugsweise nach deren taktiler Beschaffenheit. Unter den unbeliebten Eigenschaften steht die Behaarung, zusammen mit rauher Oberfläche überhaupt, an erster Stelle. Wegen dieser Merkmale unbeliebt sind Gurken-, Lupinen-, Distel-, Salbei-, Brennessel- und altes Senfblatt. Dann folgt die Derbheit oder Reißfestigkeit, die erschwerend auf den Verzehr wirkt (Schnittlauch, Kreuzkraut u. a. m.). Die klare Ablehnung des im Blatt zarten Sauerampfers ließ vermuten, daß noch andere, wahrscheinlich *geschmackliche* Einflüsse von Bedeutung sind. Das bestätigten Versuche mit klein gehackten Pflanzenblättern. Unter diesen Bedingungen verschob sich sofort bei vielen Pflanzen die Stellung, die sie in der Reihenfolge abnehmender Beliebtheit innegehabt hatten. So wurde z. B. der Schnittlauch zu einer der beliebtesten Pflanzen. Die Ablehnung der unversehrten Pflanze dürfte darauf beruhen, daß die Hühner nicht imstande sind, ihre pfriemlichen Blätter durchzubeißen.

Aus der ungleichen Annahme solcher zerkleinerten Blätter, die im gehackten Zustand wenig optische und taktile Unterschiede aufwiesen, ließ sich die Mitwirkung des Geschmacks erschließen.

Beurteilung der Pflanzensäfte. Können sich die Hühner nur nach den Säften, also dem etwaigen Geschmack richten, weicht ihre Bewertung der einzelnen Pflanzen stark von der bisherigen Einstufung ab. Manche Arten, die wegen taktil negativer Merkmale unbeliebt waren, rücken plötzlich in die Gruppe der beliebten auf. Weit seltener waren Pflanzen, die taktil positive mit geschmacklich negativen Eigenschaften verbanden (Sauerampfer), häufiger jene, die in beiderlei Hinsicht unangenehme oder angenehme Sinnesempfindungen hervorriefen (Tab. 11).

Tabelle 11. *Verteilung verschiedener Grünfutterpflanzen je nach der Bewertung ihrer taktilen und geschmacklichen Eigenschaften*

taktil beliebt Geschmack beliebt	taktil beliebt Geschmack unbeliebt	taktil unbeliebt Geschmack beliebt	taktil unbeliebt Geschmack unbeliebt
Vogelmiere	Sauerampfer	Weinraute	Sellerie
Radieschen		Süßlupine	Bitterlupine
Klee, Salat		Weidelgras	Liebstöckel
Zuckerrübe		Brennessel	Kreuzkraut
Raps		Gurke	
Gänsefuß		Schnittlauch	

Die Mehrzahl der zu den Versuchen hergestellten Säfte hatte keinen ausgeprägten Geschmack, einige schmeckten menschlichen Versuchspersonen stark bitter (Gurke und Salat), einige sauer (Sauerampfer und Sellerie) bzw. sauer und zugleich bitter (Bitterlupine). Die Hühner reagieren auf die verschiedenen Geschmacksqualitäten in der aus den Versuchen mit Schmecklösungen bekannten Weise; die „bitteren" oder „süßen" Säfte nahmen sie gern an, die „sauren" und „säuerlichen" lehnten sie sicher ab.

Beim Vergleich der einzelnen optischen, taktilen und geschmacklichen Merkmale fällt auf, daß der Geschmack im allgemeinen von untergeordneter Bedeutung ist. Pflanzen wie Sauerampfer oder Bitterlupine, bei denen gerade der Geschmack die Bewertung bestimmt, gehören zu den Ausnahmen.

Tabelle 12. *Angabe der positiv und negativ bewerteten Eigenschaften der geprüften Futterpflanzen*

Bewertung	taktil	optisch	geschmacklich
positiv	Zartheit griffige Oberfläche Blattdicke geringe Reißfestigkeit	glatte Oberfläche Glanz (Schnitt- u. Wundflächen Größe Auffälligkeit	geringer Bitter- u. Süßgeschmack
negativ	Derbheit Zähigkeit rauhe Oberfläche große Reißfestigkeit	Stacheln Dornen, Haare schmale, zerteilte Blattspreiten	saurer Geschmack

Mußten die Hühner zwischen zwei Pflanzen wählen, von denen die eine taktil positive Kenzeichen mit schlechtem Geschmack vereinigte (Sauerampfer), die andere umgekehrt taktil zuwider war bei positivem Geschmack (Gurke), nahmen die Hühner lieber den sonst abschreckenden Geschmack in Kauf und verzehrten die zarten Sauerampferblätter. Der gute Geschmack kam neben negativen taktilen Merkmalen nicht zur Geltung (Gurke).

Bei entsprechender Entscheidung für optischen oder geschmacklichen Reiz behielt der geschmackliche die Oberhand; obwohl der Sauerampfer sehr „appetitlich" aussah und die Hühner tagelang auf sein Aussehen hineinfielen, lernten sie es schließlich, ohne Kostprobe am Ampfer vorüberzugehen. Diese Zurückhaltung fiel erwachsenen Hühnern leichter als Küken, die immer wieder kosteten — und dann die Blattstückchen jedesmal von sich schleuderten. Veränderten die klein geschnittenen Blätter ihr Aussehen sehr, indem sie z. B. glasig wurden oder sich durch austretenden Gewebssaft dunkel verfärbten (Klee), schreckte dieser abstoßende optische Eindruck die Hühner vor weiterer Aufnahme der „unappetitlichen" Probe zurück, selbst wenn sie ihre taktil vorteilhaften Eigenschaften behielt, dafür aber vielleicht den bisher willkommenen Geschmack einbüßte (Überschreiten der Erträglichkeitsgrenze für „bitter").

Alles in allem sind die Grünfutterpflanzen ein gutes Beispiel dafür, daß alle Sinnesempfindungen für die Urteilsbildung des Huhns von ausschlaggebender Bedeutung sein können, weil die Unterschiede in der Reizstärke der Blattmerkmale nicht so einseitig zugunsten eines Sinnes, des Tastsinnes, verschoben sind wie es bei den Getreidearten der Fall ist. Freilich bleiben die Hühner bei der Beurteilung der Grünfutterpflanzen ihrem „Grundverhalten" treu, Futterstoffe in erster Linie nach ihrer leichten Verzehrbarkeit zu bewerten, und nach wie vor hat der Tastsinn den Vorrang. In einer Weise aber ändern die Hühner ihr Betragen, als ihre Vorliebe für alles, was größer ist, sie dazu bringt, Blätter anzupicken, die weit über das Maß „leicht verzehrbarer Größe" hinausgehen. Begünstigt wird diese Neigung zweifellos durch die früh gewonnene Erfahrung, daß sich von Blättern leicht kleine Stücke abreißen lassen. Erst das einzelne, auf den Boden gefallene Blattstückchen unterliegt der Beurteilung nach der Verzehrbarkeit wie alle anderen Futterstoffe.

IV. Der Einfluß angeborener, erfahrungsunabhängiger Neigungen auf die Futterwahl

1. Das angeborene Schema

Noch immer herrscht die von KATZ [27] vertretene Anschauung, nach der die Geflügelarten allein durch Erfahrung auf Grund von Kostproben ihre Futterkenntnis erwerben. Schon die ablehnende Haltung, die das Geflügel unbekanntem Futter gegenüber einnimmt, wenn es nicht gerade von starkem Hungergefühl beherrscht wird, hätte stutzig machen müssen. Inzwischen ist für Hühner nachgewiesen, daß Küken zumindest ein „Augenmaß" für leicht verzehrbare Größe besitzen, das unabhängig von aller Erfahrung ist (ENGELMANN [11]). Es ist sehr wahrscheinlich, daß die Küken darüber hinaus ebenfalls vor aller Erfahrung bestimmte Formvorlieben haben, so ein „angeborenes Schema" (im Sinne von LORENZ [37]) für länglich-ovale Form, das anfangs nur in groben Umrissen vorhanden ist und durch Erfahrungen seine Einzelzüge erhält (ebenda).

Küken, die allein mit Mehl gefüttert aufwuchsen, wählten unter künstlichen Körnern, die auf eine Pappe aufgeklebt waren, die gestreckte Körnerform des

Roggens und Weizens weit häufiger als die „Rundform" der Erbse, obwohl beide Formen leicht verzehrbare Größe hatten, und sie bevorzugten — wenn auch weniger deutlich — die Roggen- vor der Weizenform. Sobald die Hühnchen die bis dahin festgeleimten Körner wirklich aufnehmen und verzehren konnten, änderten sie nach wenigen Erfahrungen ihre Beurteilung und zogen den Weizen dem Roggen vor, wie es alle anderen Hühner auch tun. Vielleicht unterschätzten sie anfangs ihre Schlundweite und wählten deshalb den schmaleren Roggen, vielleicht ist die taktile Reizwirkung des Weizens so einmalig, daß seine Merkmale sofort das angeborene Schema mit den notwendigen Einzelzügen ausstatten.

Um eine ähnlich angeborene Neigung handelt es sich bei der Vorliebe für alles Größere. Diese Bewertung optischer Eindrücke ist von Anfang an da, und die Sinneserlebnisse beim Verzehr der verschiedenen Futterstoffe kleiden wiederum das rohe Schema im einzelnen aus. Alle Vorlieben optischer oder anschaulicher Art, wie das Interesse an allem, was glänzt, auffällt usw., sind ähnlich erfahrungunabhängige Urteile, nicht aber die Vorlieben, bei denen das Auge im Dienste des Tastsinnes steht (S. 53).

2. Die starren Handlungsweisen

Hinzu kommt, daß sich alle Geflügelarten bei der Futterwahl leicht von Reizen beeinflussen lassen, die nichts mit der Eigenart des Futters selbs zu tun haben. An erster Stelle ist hier die „Orts- und Seitenstetigkeit" zu nennen, jene Neigung, immer einer und derselben Seite den Vorzug zu geben oder an Orte zurückzukehren, an denen das Tier vorher bereits gefressen hat, gleichsam blind und teilnahmslos für die übrigen Wahlmöglichkeiten, die sich daneben noch bieten. Diese freiwillige Beschränkung auf die Wiederholung einmal gefahrlos und erfolgreich ausgeführter Handlungen macht sich nicht allein bei der Futterwahl bemerkbar und nicht nur beim Huhn — wo sie genauer erforscht ist. Im Grunde mag es sich um eine Äußerung des Selbsterhaltungstriebes handeln, denn Neugier und das Erproben neuer Möglichkeiten führt leicht zu immer neuen Gefahren.

Welche Unannehmlichkeiten Hühner auf sich nehmen, um dieser Sucht nach ortsgebundener Wahl nachgeben zu können, machen die Versuche mit einem Schmeckstoff und Wasser deutlich: Hier tranken Hühner ohne weiteres schwache „salzig" und „sauer" schmeckende Lösungen, wenn sie an der Stelle standen, wo das Huhn zuvor getrunken hatte. Kamen sie dagegen unfreiwillig an die Geschmacksflüssigkeit (bei Zweitwahl, vgl. S. 369), lehnten sie sie ab. Erst der erheblich unangenehmere Geschmack mittelstarker Konzentrationen vermochte diese suggestive Wirkung des Ortes auszuschalten (ENGELMANN [14], S. 118).

Mit zunehmendem Alter und in dem Maße, wie die Sinnesleistungen nachlassen, nimmt die Bereitschaft zu „starren Handlungen" zu (ebenda, S. 119). Auch die Zugehörigkeit zu den beiden Körperbautypen spielt dabei eine Rolle, die leichten Tiere des Dreiecktyps sind beweglicher und weniger starr als die schweren, trägen Hühner, die fast stumpfsinnig eine einmal vollzogene Handlung wiederholen (ebenda).

V. Der Einfluß des Gedächtnisses auf die Futterwahl

1. Wahrnehmung und Erinnerung

Das Vorkommen angeborener „Vor-Urteile“ darf nicht darüber hinwegtäuschen, daß die Bewertung der meisten Futterstoffe nach optischer, taktiler und geschmacklicher Prüfung erfolgt. Die „angeborenen Schemata“ geben nur in groben Zügen an, unter welchen Dingen das Huhn seine Nahrung suchen soll. Die Erfahrung schränkt die Zahl der wählbaren Objekte immer mehr ein und vermittelt schließlich eine Art persönlicher Kenntnis der einzelnen Futterstoffe. Bei diesem Sachverhalt ist es reizvoll, zu prüfen, in welchem Maße sich das Huhn bei der Futtersuche von Erinnerungen leiten läßt — und wie lange sich Hühner an bestimmte Futterstoffe erinnern.

Wenn es sich bei der ‚Erinnerung“ auch um Vorgänge handelt, die grundsätzlich der „Wahrnehmung“ entsprechen — es handelt sich ja um das Haftenbleiben von Wahrgenommenem in einer tieferen Schicht der Psyche — und man demnach eine ähnliche Gesetzmäßigkeit erwarten kann, wie sie zwischen der Reizstärke des Wahrgenommenen und der Tiefe des Sinneseindrucks besteht, so ist diese klare Beziehung doch selten verwirklicht. Der Sinneseindruck gräbt sich nicht in dem Maße in das Gedächtnis ein, wie es der Wirksamkeit des Wahrgenommenen zukäme, sondern viele psychische Vorgänge, wie „Stimmungen“, „Affekt“ oder der Erregungszustand, in dem sich das Tier befindet, haben wesentlichen Einfluß und ändern die Eindrucksfähigkeit.

Es scheint, als ob sich das Huhn nicht so sehr bestimmte Merkmalsverbindungen einprägte, etwa das botanisch Typische einer Pflanzenart, als vielmehr gewisse auffällige Kennzeichen, die es auch an anderen, bis dahin unbekannten Pflanzen sogleich wiedererkennt.

2. Gedächtnisleistungen

Eine einmalige Erfahrung wirkt nicht lange nach, erst die Wiederholung ermöglicht sichere, fehlerfreie Entscheidung. Im Freien frischen Hühner ihre Erfahrungen durch Kostproben immer wieder auf. Nur gesehene Vorgänge behalten sie nicht lange im Gedächtnis: füllt man vor ihren Augen eine von zwei Schalen mit Futter und deckt beide zu, suchen die Hühner nach höchstens 40 Sek. Wartezeit die gefüllte Schale zielstrebig auf. Haben sie aus den Gefäßen gefressen, erinnern sie sich ein wenig länger daran, wo das gefüllte Schälchen stand. Nun ist diese Situation äußerst unnatürlich, denn Hühner verstecken nicht wie Krähen oder Raben Futterreste; sie sind also nicht geübt, auf verschwindendes Futter zu achten. Sehen sie dagegen Bekanntes wieder, erinnern sie sich nach verhältnismäßig sehr langer Zwischenzeit an die Eigenschaften des Futters (Tab. 13).

Wie sich aus Tabelle 13 ergibt, haben Hühner schon nach 14 Tagen vergessen, wie schlecht ihnen Sauerampfer geschmeckt hat, an das wenig reizvolle Kreuzkraut wagen sie sich nach etwa vier Wochen wieder heran. Junge und alte Tiere verhalten sich grundsätzlich verschieden; während junge Hühner

Tabelle 13. *Erinnerung an einige unbeliebte Pflanzen und anfangs verschmähte Körner in Tagen. Annahme: +, Ablehnung: —*

Futterstoff	Verhalten nach Tagen				
	14	28	56	100	200
Brennessel	—	—	+		
Liebstöckel	—	+	+		
Hundskamille	—	+	+		
Kreuzkraut	—	+	+		
Sauerampfer	+	+	+		
Maiskörner	+	+	+	+	+
Weiße Lupine	+	+	+	+	—
Weizen, rot und blau	+	+	+	+	+

neugierig an fast allem herumpicken, treffen alte sicher ihre Auswahl: sie kennen die guten und schlechten Futterstoffe, und ihre Gedächtnisleistungen sind auf Grund der Erfahrungen weit besser als die der Küken. Manche Leistungen muten dabei unglaublich an, so wenn Hühner gefärbte Weizenkörner nach fast einem Jahr ohne Einschränkung annehmen, obwohl es ihnen anfangs schwer fiel, die Scheu vor den bunten Körnern zu überwinden. Hier scheinen sich die Tiere weniger das Korn und seine Merkmale eingeprägt, als vielmehr eine Hemmung durch Erfahrung überwunden zu haben, die sich auf die Farbe bezog. Von nun an erschrickt das Tier vor Farben nicht mehr, wenn sie als zusätzliches Merkmal an sonst bekannten Dingen in Erscheinung treten.

Wie ALTEVOGT[1] nachwies, unterscheiden sich die verschiedenen Hühnerrassen in der Lernfähigkeit (Dressur) deutlich voneinander, und zwar weisen — mit der absoluten Hirngröße parallel laufend — die großen Rassen (Brahma und Blausperber) bessere Leistungen auf als die kleineren (Italiener, Leghorn, Zwerge und Bankiva).

VI. Praktische Folgerungen aus den Versuchsergebnissen

Alle bisherigen Versuche zum Problem „Futterwahl und -aufnahme" sollten klären, welche Momente das Geflügel bei der Auswahl seiner Nahrung beeinflussen, auf welche Sinneseindrücke es sein Urteil gründet und welcher Art die Ansprüche sind, die es dabei stellt. Die Untersuchungen beschränkten sich auf die Erforschung der grundsätzlichen Beziehungen, um erst eine Grundlage zu schaffen, von der aus auch die praktisch wichtigen Fragen behandelt werden können. Jetzt, wo sich das Verhältnis des Geflügels zu seinem Futter in mehr als bloßen Umrissen erkennen läßt, ist es wohl angebracht, zu sichten, was an Ergebnissen abfiel, die für die praktische Fütterungslehre bedeutsam sind und was sich zur Förderung des Futterverzehrs daraus entwickeln läßt.

Erst nachdem die Unterlagen geschaffen sind, läßt sich ermitteln, wie man ein Huhn etwa zur Futteraufnahme anregen kann, und welche Rezepte für eine Futteranweisung im Sinne eines Kochbuches geeignet sind, um dem Geflügel eine Futtermischung „schmackhaft und appetitlich" zu machen.

Es ist beinahe so, daß man bisher über das entgegengesetzte Verfahren, die Futtervergällung, besser unterrichtet war. So ist die geringe Eignung geschmacklicher Zusätze beim Getreide zur Futtervergällung seit Jahren bekannt (SCHWARZ [45] und Mitarbeiter), ebenso die weit bessere Wirkung solcher Behandlungsmittel, die das Korn taktil verändern, wie Mennige, Wasserglas, Talkum usw. Auch die nur vorübergehende Abschreckung durch Färbung ist nicht neu (vgl. LIEBMANN [35], SCHWARZ [45], STIETZ [47], VON TÖRNE [49], THIEM und SY [48]).

Die Kenntnis der taktilen Ansprüche des Geflügels in Bezug auf „leicht verzehrbare Größe" und „Form" kann dagegen die Grundlage zur Anregung des Verzehrs abgeben, sei es nun, um Form und Größe der Einzelstücke eines künstlichen Backfutters schnabelgerecht herzustellen oder ein Weichfutter so zu bieten, daß möglichst wenig Verluste durch mißmutiges Verschleudern durch die wählerischen Tiere eintreten. Es ist jedenfalls der Weg frei, um die Fragen zu behandeln, das Geflügel zum Verzehr anzuregen und die Futteraufnahme zu steigern.

Über eine Geschmacksbeeinflussung in dieser Hinsicht zum Ziel zu kommen, ist mehr als fraglich. Als einziger Anhaltspunkt läßt sich bisher die Beobachtung anführen, daß in einer Versuchsreihe Hühner ein schwach gesalzenes Futter einem ungesalzenen vorzogen (ENGELMANN [13], S. 573). Bei den so viel schmecktüchtigeren Arten wie Tauben oder Wassergeflügel dürfte mehr zu erreichen sein. Hier stehen der Forschung noch alle Wege offen.

Etwas anderes ist es mit der Grünfuttergabe. Der schlechte Geschmack einer Pflanze kann genau so vergällend wirken wie der gute einer anderen anregend. Hier wird sich die Rücksicht auf die Wünsche des Geflügels schnell im gesteigerten Verzehr bemerkbar machen. Die bisher übliche Methode, das Grünfutter zerkleinert zu bieten, war in dieser Hinsicht ein Schritt voran. Die Beschränkung auf die Darbietung beliebter Pflanzen wird ein weiterer Schritt vorwärts sein.

Die optische Beschaffenheit des Futters soll möglichst dessen gute Verzehrbarkeit betonen. Das geht aus den Versuchen mit Getreideschroten klar hervor; aus der Rangordnung der Beliebtheit folgt, daß man nur Futtersorten (Getreidekörner) in Mischung geben sollte, die sich in der Bewertung nahe stehen, weil die Tiere sonst zu viele Körner der unbeliebtesten Sorte zurücklassen.

Bei der Herstellung von Schrotmischungen unter Benutzung hochwertiger, aber geschmacklich unbeliebter Futtermittel geben die später zu schildernden Versuche mit Lupinenschrot bereits Hinweis und Beispiel, wie Feuchtigkeitsgehalt und Mischungsverhältnis miteinander in Beziehung stehen, und wie die Zunahme des einen die Abnahme des anderen Faktors nach sich ziehen muß, wenn die Mischung schmackhaft oder gut verzehrbar bleiben soll.

In ähnlicher Weise können die Temperaturversuche ausgewertet werden, insofern als es sich nun erübrigt, Hühnern angewärmtes Futter oder Wasser zu bieten, um ihnen — vom menschlichen Standpunkt aus — einen Gefallen zu erweisen.

Alles in allem sind jetzt die Grundlagen vorhanden, um praktische Fütterungsfragen zu behandeln. Neben der Methode der bisher üblichen Futterzusammensetzung nach ernährungsphysiologischen Gesichtspunkten könnte jetzt ergänzend jene der „schmackhaften Futterzusammenstellung" treten, die auf die Befriedigung der tierischen Wünsche eingestellt ist. Dem Praktiker wird in vielen Fällen bekannt sein, wie er ein Futter herrichten muß, damit es zum Verzehr verlockt. Erst genaue Kenntnis von der Wirkung der einzelnen Eigenschaften der Futtermittel ermöglicht es aber, statt eines befiedigenden das beste Futter zu bieten, das die Tiere auch dann zu sich nehmen, wenn sie nicht vom Hunger getrieben werden. Vorerst reichen unsere Kenntnisse dazu nicht aus, weil sich bei den bisherigen 42 270 Versuchen über den Geschmackssinn und die Futterwahl die Beurteilung auf der „Ablehnungsreaktion" aufbaute. Bei der Ermittlung der besten Fütterungsanweisungen müßte statt dessen die „Bevorzugungsreaktion" den Maßstab abgeben, da es sich ja nicht mehr um das Abstecken der Grenzen zwischen wahrnehmbaren und nicht mehr erträglichen Reizen, sondern um die Ermittlung des jeweiligen Optimums im Bereich des Angenehmen handelt.

Literaturverzeichnis

1 ALTEVOGT, R.: Vergleichend psychologische Untersuchungen an Hühnerrassen stark unterschiedlicher Körpergröße. Z. f. Tierpsychol. 8, 1951, S. 75—109.

1a ARNDT, W.: Abschließende Versuche zur Frage des „Zähl"-Vermögens der Haustaube. Z. f. Tierpsychol. 1939 Bd. 3, S. 58—112.

2 BATH, W.: Die Geschmacksorgane der Vögel. Arch. f. Biontologie H. 1, 1906.

3 BAYER, E.: Beiträge zur Zweikomponententheorie des Hungerns. Z. f. Psychol. 1929, Bd. 112.

4 BINGHAM, H.: Visual perception of the chicks. Behaviour Monographs 4, 1922, VI, p. 104.

5 BOTEZAT, E.: Die Nervenendapparate in den Mundteilen der Vögel. Z. f. Zoologie, 1906 Bd. 84.

— Geschmacksorgane der Vögel. Anat. Anz. 36, 1910, S. 428.

— Morphologie, Physiologie u. phylogenetische Bedeutung der Geschmacksorgane der Vögel. Ebenda 34, 1908.

6 ENGELMANN C.: Versuche über den Geschmackssinn von Taube, Ente und Huhn. Z. f. vergl. Physiol. 20, 1934, S. 626—645.

7 — Weitere Versuche über den Geschmackssinn. Ebenda 24, 1937, S. 451—462.

8 — Versuche über die „Beliebtheit" einiger Getreidearten beim Huhn. Ebenda, Bd. 27, 1940 S. 526—544.

9 — Der Einfluß von Korngröße und Körnerform auf die Beliebtheit einiger Getreidearten bei Zwerghühnern. Z. f. Tierpsychol. 4, 1941, S. 204—218.

10 — Die Beliebtheit einzelner Körnerformen bei nur optischer Darbietung. Ebenda 4, 1941, S. 333—347.

11 — Über angeborene Formvorlieben bei Hühnern. Ebenda 4, 1942, S. 42—58.

12 — Der Geschmack der Bitterstoffe und Zucker. Ebenda 5, 1942, S. 409—431.

13 — Der Einfluß zusätzlichen Geschmacks auf die Annahmehäufigkeit fester Futterstoffe durch Zwerghühner. Ebenda 5, 1943, S. 552—574.

14 — Die Grenzen der Schmeckempfindlichkeit großer Hühnerrassen. Ebenda 7, 1950, S. 84 bis 121.

15 — Die Beeinflussung der Annahme fester Futterstoffe durch Veränderung ihres Feuchtigkeitsgehaltes sowie ihrer Temperatur. Ebenda 7, 1950, S. 240—264.

16 — Beiträge zum Gedächtnis des Huhns. Ebenda 8, 1951, S. 110—121.

17 — Die Beliebtheit einiger Grünfutterpflanzen beim Huhn. Ebenda 8, 1951, S. 121—132.

18 Auslaufgrenzen unbeschränkt gehaltener Hühner. Ebenda 6, 1948, S. 262—271.

19 HAHN, E.: Über den Farbensinn der Tagvögel und die Zapfenölkugeln. Z. f. wiss. Zoologie 1916, Bd. 116.

20 HEDIGER, H.: Ist das tierische Bewußtsein unerforschbar? Behaviour 1, 1947. Referat i. Z. f. Tierpsychol. 6, 1948, S. 292.

21 HEINROTH, O. u. M.: Die Vögel Mitteleuropas, 1—3, Bln.-Lichterfelde 1924—28.

22 HEMPELMANN, FR.: Tierpsychologie. Leipzig 1926.

23 HESS, C.: Vergl. Physiologie des Gesichtssinnes. Leipzig 1912.

24 HESSE-DOFLEIN: Tierbau und Tierleben. 2. Aufl. Bln. 1935.

25 HONIGMANN, H.: Untersuchungen über die Lichtempfindlichkeit und Adaptierung des Vogelauges. Pflügers Archiv 189, 1921.

26 JENTZSCH, J. u. H. ERMISCH: Menschentyp und Tierrasse. Psychophysische und psychologische Untersuchungen an verschiedenen Hühnerrassen. Z. f. Psychol. 137, 1936.

27 KATZ, D.: Beiträge zum Appetitproblem. Forsch. u. Fortschr. 1931, H. 31.

28 KATZ, D. u. H. KELLER: Das Zielen der Tiere. Z. f. Psychol. 95, 1924.

29 KATZ, D. u. G. REVESZ: Experimentell-psycholog. Untersuchungen mit Hühnern. Ebenda 50, 1908.

30 KNIERIEM, K.: Das Heimfindevermögen der Brieftaube. Z. f. Tierpsychol. 5, 1942.

31 KOEHLER, O.: Vom Erlernen unbenannter Anzahlen bei Vögeln. Die Naturwiss. 5, 1941.

32 KOEHLER, W.: Die Farbe der Sehdinge beim Schimpansen und dem Haushuhn. Zeitschr f. Psychol. 77, 1917.

33 KRAUSE, R.: Mikroskopische Anatomie der Wirbeltiere II, Vögel und Reptilien. Bln. u. Leipzig 1922.

34 KROH, O.: Weitere Beiträge zur Psychologie des Haushuhns. Z. f. Psychol. 1927, Bd. 103.

35 LIEBMANN, W.: Die Schutzeinrichtungen der Samen und Früchte gegen unbefugten Vogelfraß. I u. II, Jena'sche Zeitschr. f. Naturwiss. 1910 u. 1913.

36 LÖHRL, H.: Zum Verhalten der Rabenkrähe Corvus c. corone gegenüber dem Habicht. Z. f. Tierpsychol. 7, 1950.

37 LORENZ, K. u. N. TINBERGEN: Taxis und Instinkthandlung in der Eirollbewegung der Graugans, ebenda 1938, 2, H. 1.

38 MANGOLD, E.: Die Verdauung des Geflügels. In E. MANGOLD, Handbuch der Ernährung und des Stoffwechsels der Landw. Nutztiere. Bd. 2, Berlin, J. Springer, 1929.

39 MANGOLD, E.: Die Verdauung bei den Nutztieren. Berlin 1950. Akademie-Verlag.

40 PÜTTER, A.: Studium zur Theorie der Reizvorgänge. Pflügers Arch. f. d. ges. Psychol. Bd. 171, Bln. 1918.

41 RENSCH, B.: Experimentelle Untersuchungen über den Geschmackssinn der Vögel. J. f. Ornith. 1925.

42 REVESZ, G.: Tierpsychol. Untersuchungen an Hühnern. Z. f. Psychol. Bd. 88, 1922.

43 RIEKEL, A.: Psychol. Untersuchungen an Hühnern, ebenda, Bd. 89, 1922.

44 SAUDEK, ST.: ref. in Kosmos 1926, H. 2 (TH. ZELL, „Ist das Tier unvernünftig?")

45 SCHWARZ, M.: Saatenschutz gegen Krähen. Mitt. Kaiserl. biol. Anst. f. Land- u. Forstw. 8, 1909.

[46] SCHWARZKOPF, H.: Über den Zusammenhang von Gehör und Vibrationssinn bei Vögeln. Experientia, vol. V, 1949 und Z. f. vergl. Physiol. 31, 1949.

[47] STIETZ, M.: Arch. f. Geflügelkunde. 1934, 8. Jg. H. 3.

[48] THIEM und SY: Versuche zur Abwendung von Vogelfraßschäden durch Anwendung chemischer Mittel. Arb. a. d. biol. Reichsanst. f. L. u. F. 13, 1940.

[49] VON TÖRNE, H.: Versuche über abschreckende Wirkung gefärbten Futters bei Hühnern, Fasanen, Rebhühnern und Tauben. Zeitschr. f. Tierpsychol. Bd. 4, H. 3, 1941.

[50] WAGNER, H.: Zitiert in W. ZAHN, s. u.

[51] ZAHN, W. Über den Geruchssinn einiger Vögel. Zeitschr. f. vergl. Physiol. 19, 1933.

FSC
www.fsc.org
MIX
Papier | Fördert gute Waldnutzung
FSC® C083411

Zeitfracht Medien GmbH
Ferdinand-Jühlke-Straße 7
99095 Erfurt, Deutschland
produktsicherheit@kolibri360.de